メカニズムが一目でわかる◆

双極性障害［躁うつ病］の人の気持ちを考える本

加藤忠史
順天堂大学医学部精神医学講座主任教授

kokoro library
こころライブラリー イラスト版

講談社

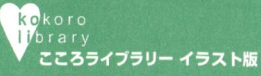

まえがき

　うつ病に関する知識は普及してきましたが、双極性障害（躁うつ病）についての理解は、まだまだです。最近、ようやく双極性障害の方々がメディアに登場して気持ちを表現する機会が増えてきましたが、薬でコントロールできる慢性疾患というイメージを共有できているとは言えません。

　その理由のひとつは、うつ病と双極性障害のうつ状態が見分けられないことです。医療現場でも未だ混乱があるほどですから、一般の方が理解できなくても、不思議ではありません。それから、躁状態が、その人本来の性格だと間違えられてしまう、という問題もあります。なかなか病気だとは理解してもらえず、「あんな人だとは思わなかった」などと言われてしまうのです。

　じつは、この本は最初『双極性障害の人の気持ちがわかる本』という書名で企画されていました。しかし、それは無理だと編集部に言いました。双極性障害を専門としているとはいえ、医師としての立場でしか関わったことのない私はもちろんのこと、患者さんのご家族でさえ、「双極性障害の人の気持ち」はわからないのではないか、と思ったからです。そもそも、患者さんご自身ですら、「本当の自分がなんなのか、わからなくなってしまった」とおっしゃっているのですから……。

　とはいえ、患者さんの気持ちを知りたい、というのは、患者さんの周りの人たち皆が思っていることですので、なにかのお役に立てば、と思い、お手伝いさせていただくことになった次第です。

　そんな訳で、『双極性障害の人の気持ちを考える本』というタイトルとなりました。患者さんはどのような気持ちでいるのだろうか。それを考えようとした本、というわけです。担当の記者が、当事者会に取材に行くなどして限られた期間で原稿をまとめ、私が監修しました。ご本人やご家族の声を聞きながらまとめてくださったのですが、個人の事情や環境によって一概には言えないところも、多々あると思います。

　それでも、この本が、双極性障害の理解のため、そして患者さんの気持ちを考えるうえで、参考になることを祈っています。


順天堂大学医学部精神医学講座主任教授　**加藤忠史**

双極性障害（躁うつ病）の人の気持ちを考える本

もくじ

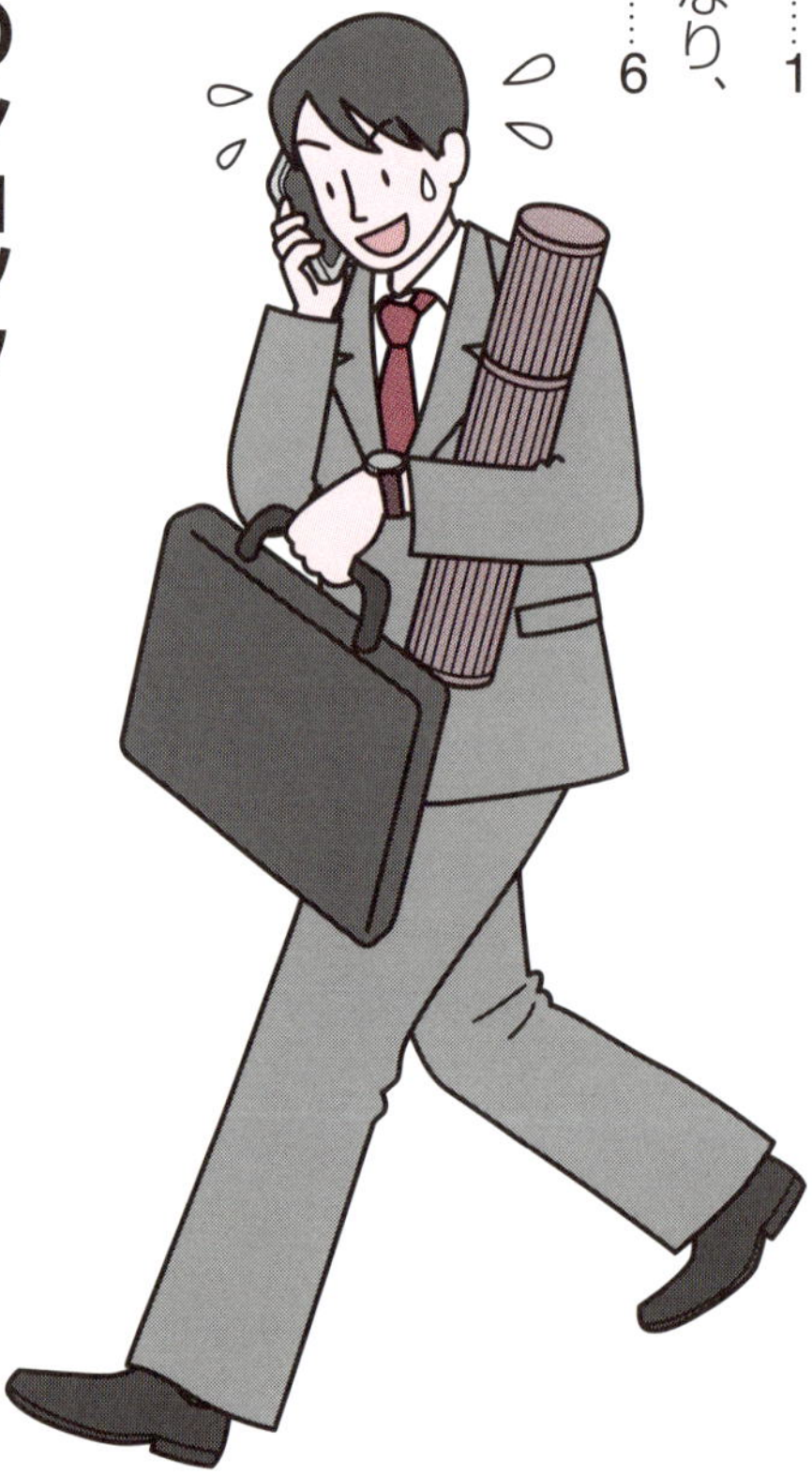

2 気分のコントロールができない……25

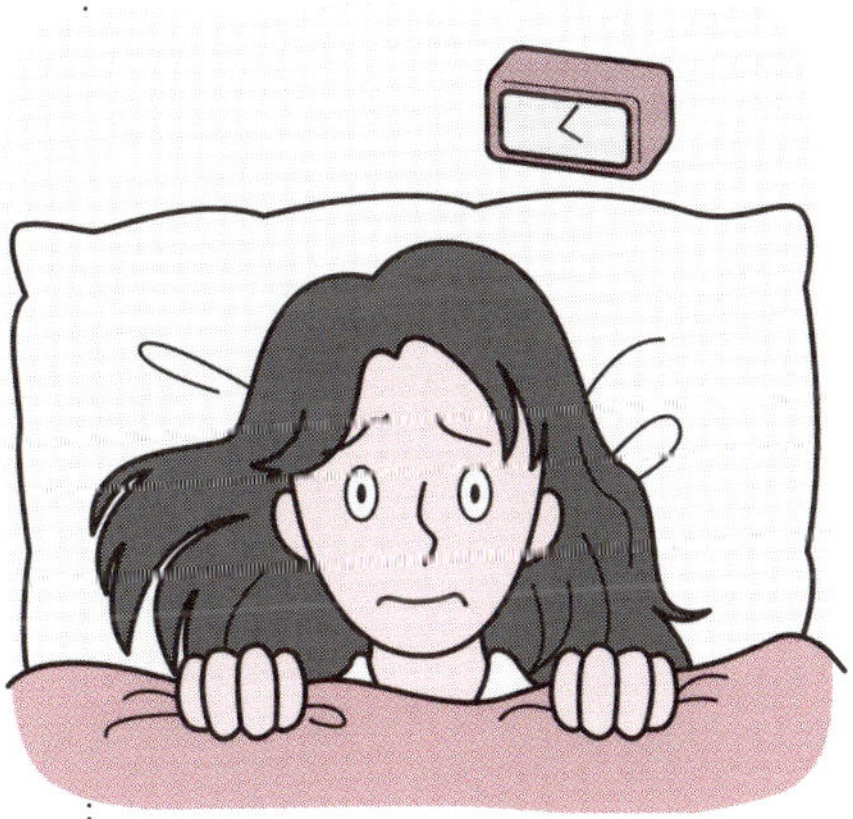

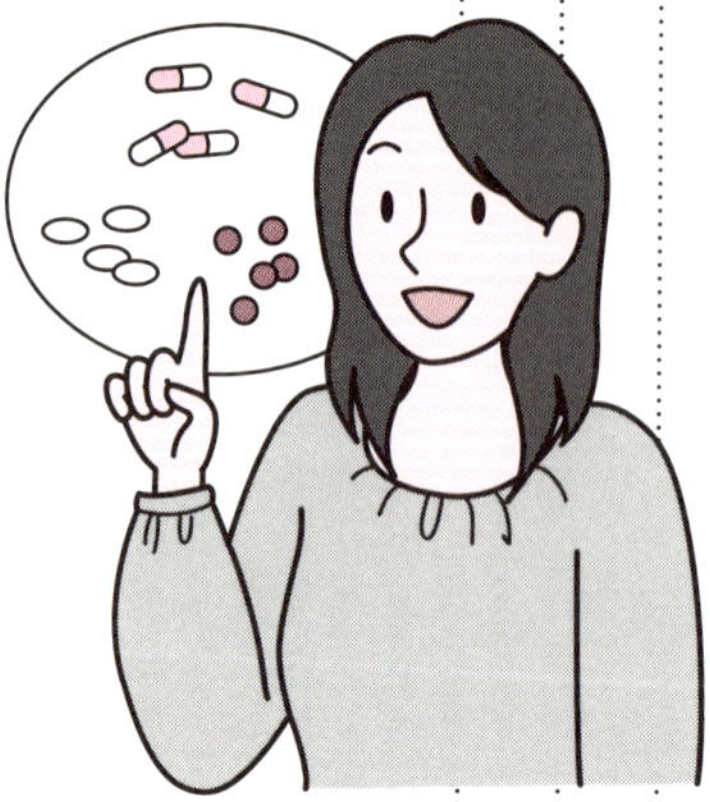

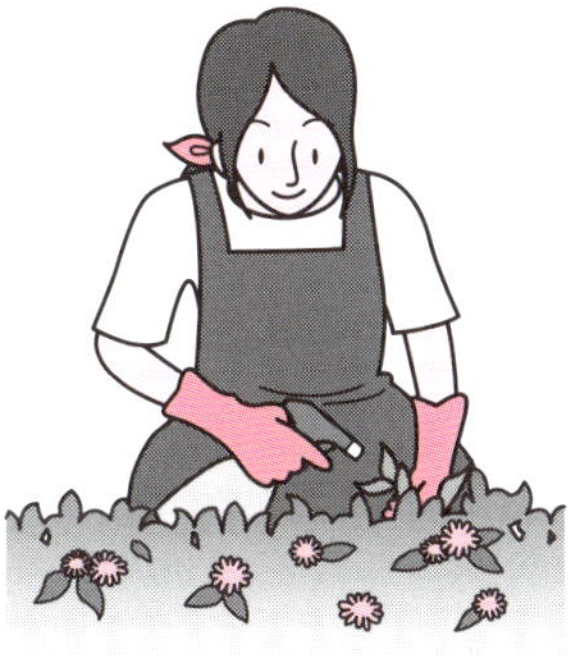

本書の見方

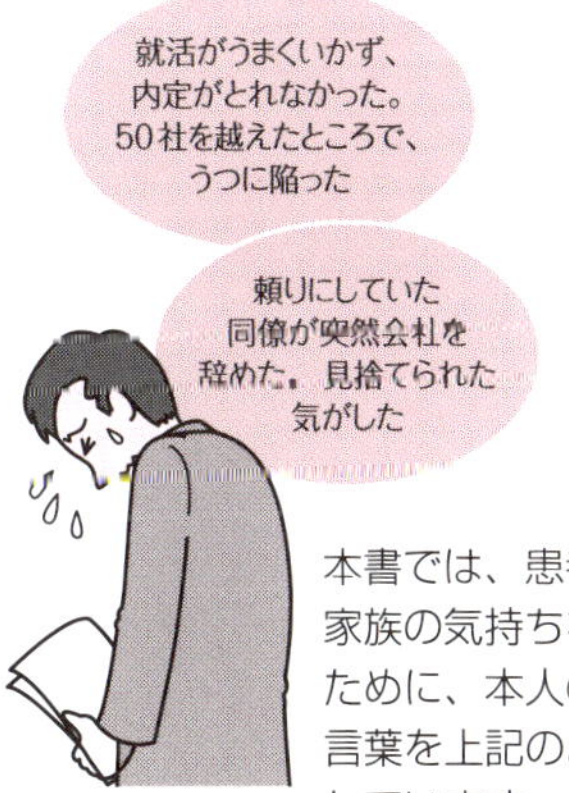
就活がうまくいかず、内定がとれなかった。50社を越えたところで、うつに陥った
頼りにしていた同僚が突然会社を辞めた。見捨てられた気がした

本書では、患者さんや家族の気持ちを考えるために、本人の体験や言葉を上記のように示しています。

症例

うつでは生きるのがつらくなり、躁では気持ちが高ぶる

Aさんは30代なかば。結婚していますが、子どもはいません。双極性障害と診断されるまで8年かかりました。最初はうつ病と言われたからです。27歳のときでした。

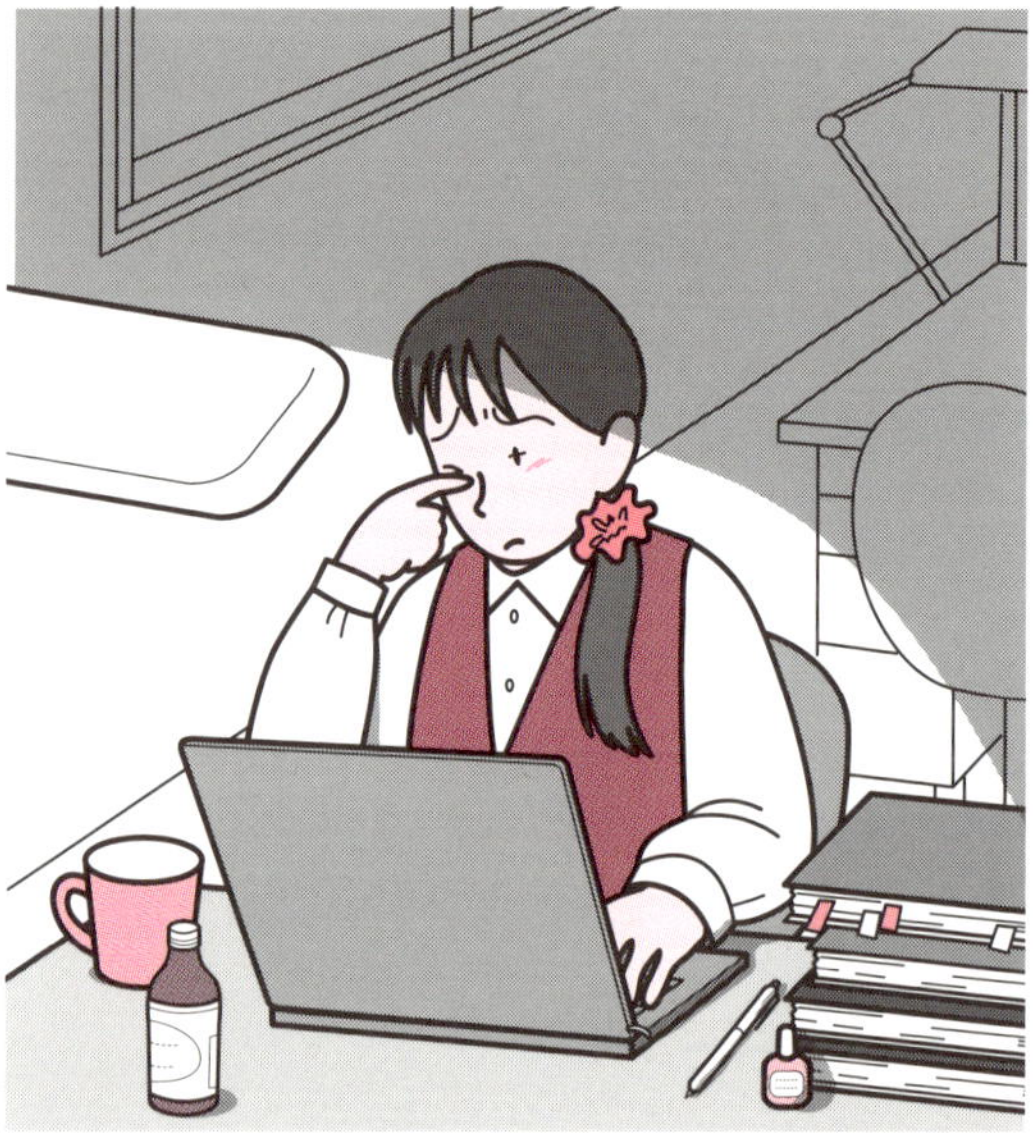

仕事の量より、追い詰められていくほうが不安だった

仕事をがんばりすぎて

まじめで責任感の強かったAさん。新人の教育係になったため、自分の仕事はすべて残業でこなすことに。

うつ状態に

とくに理由もなく、しだいに起き上がれなくなり、とうとう欠勤。なにも考えられず、意欲もないし、喜怒哀楽がまったくなくなった。

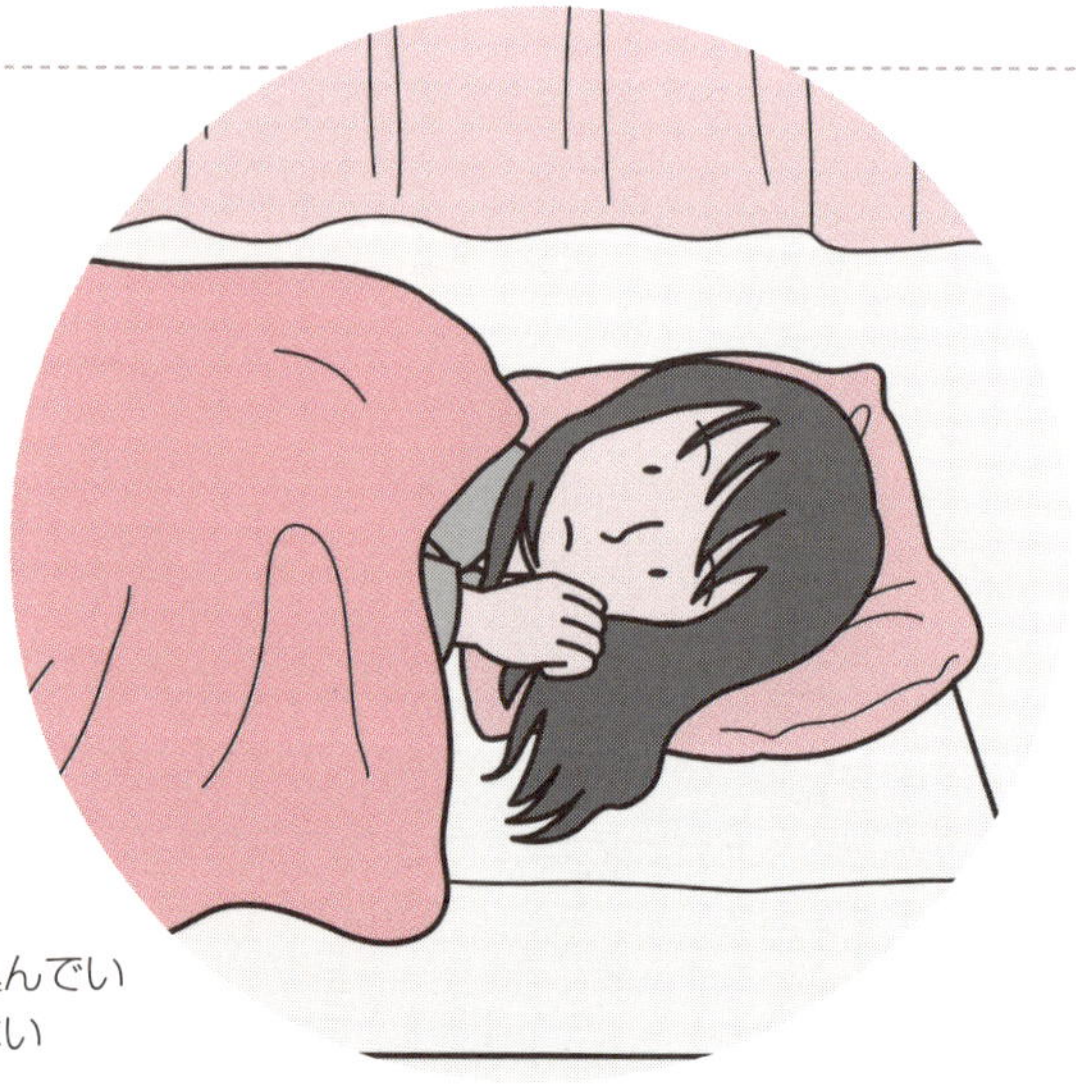

ただ寝込んでいるしかない

うつ病と診断

ようやく近所のクリニックに行ったら「うつ病でしょう。3ヵ月休んで薬を飲んでください」という診断。そのまま休職することになった。

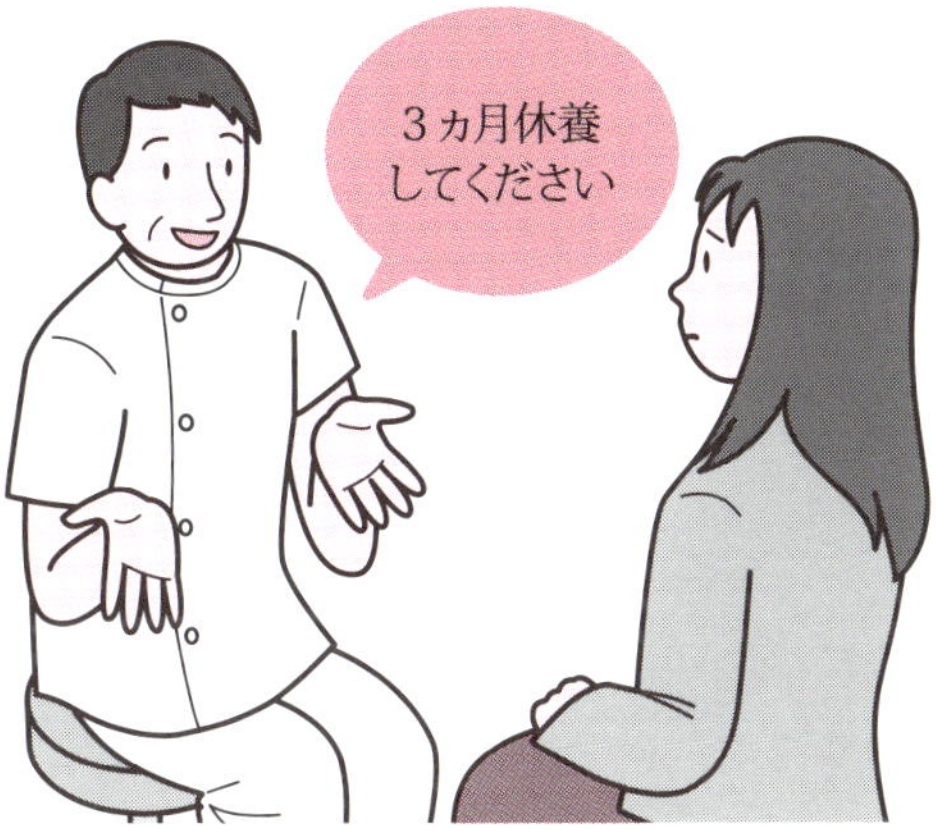
3ヵ月休養
してください

そんなに休んだら申し訳ないと思ったがしかたがない

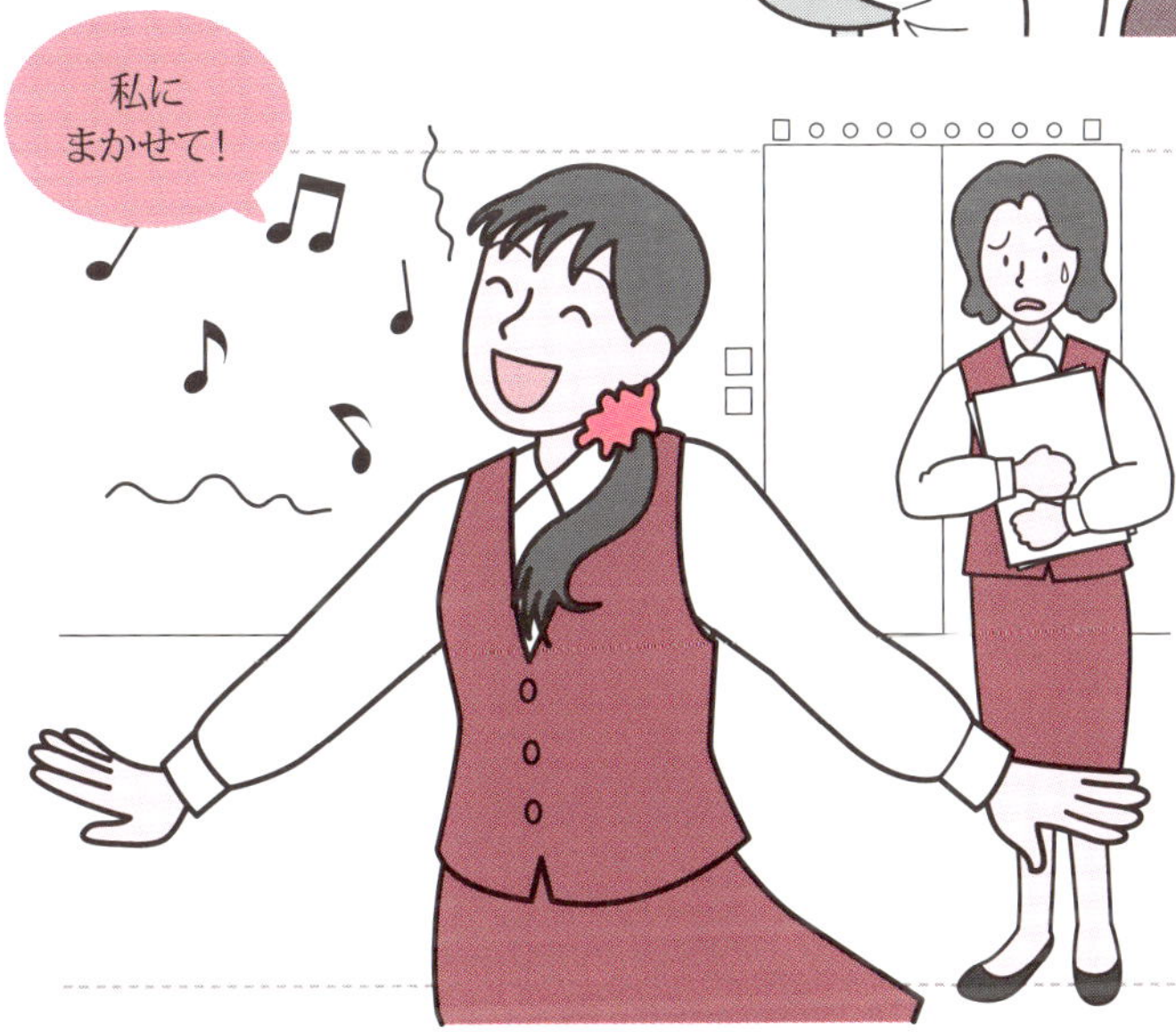
私に
まかせて!

ある日、突然楽しくなった

職場に復帰した日から、以前と同じように働きだした。残業で遅くなった夜、廊下で歌って踊っているAさんを発見。その異様さに、後輩もびっくり。

迷惑をかけたぶん、がんばろうと思ったら、すごく楽しくなってきた

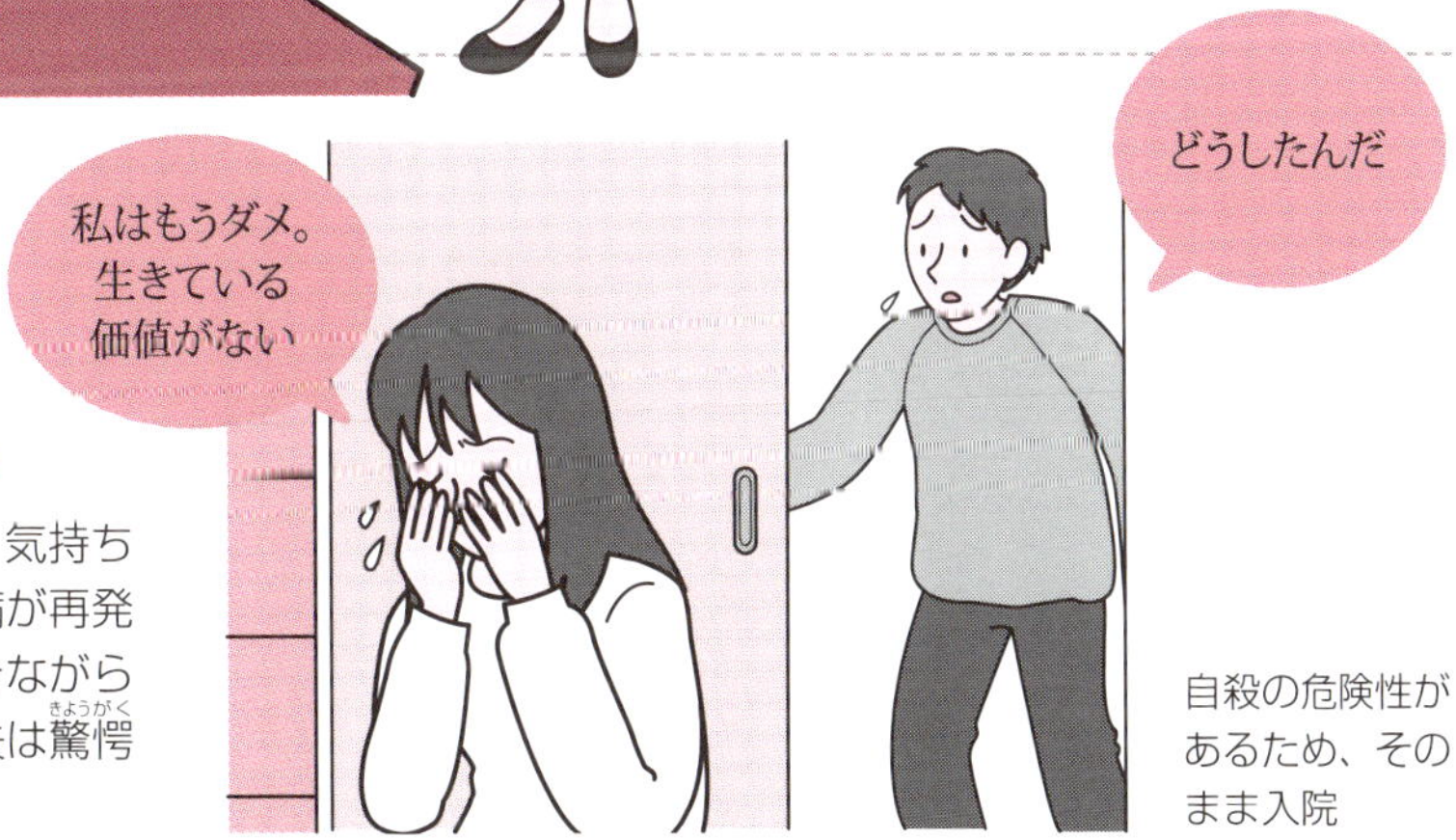
私はもうダメ。
生きている
価値がない
どうしたんだ

生きるのがつらくなる

絶好調が数日続いたら、気持ちが落ち込んできた。うつ病が再発したようだ。Aさんは泣きながら手首を切ってしまった。夫は驚愕《きょうがく》して救急車を呼んだ。

自殺の危険性があるため、そのまま入院

双極性障害と診断

入院した病院で診断が変わった。これまでの経緯を検討した医師は、Ａさんが双極性障害だと言う。Ａさんは、ショックを受けながらも納得した。

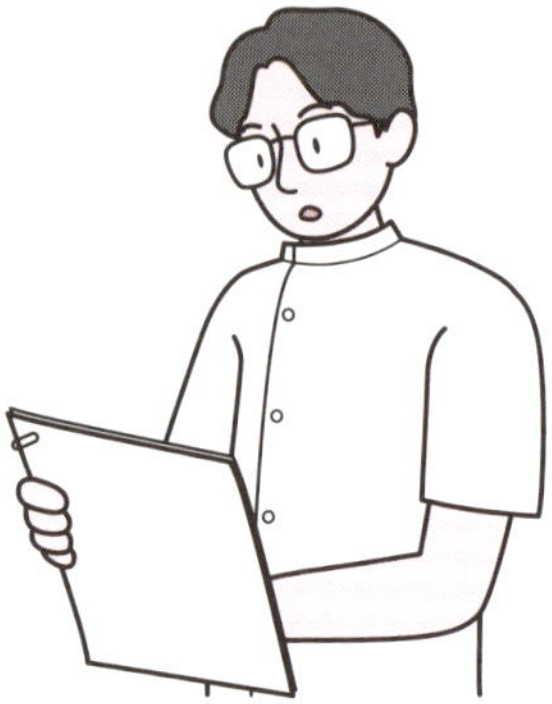

薬も変わった。きちんと飲むようにと注意されたが……

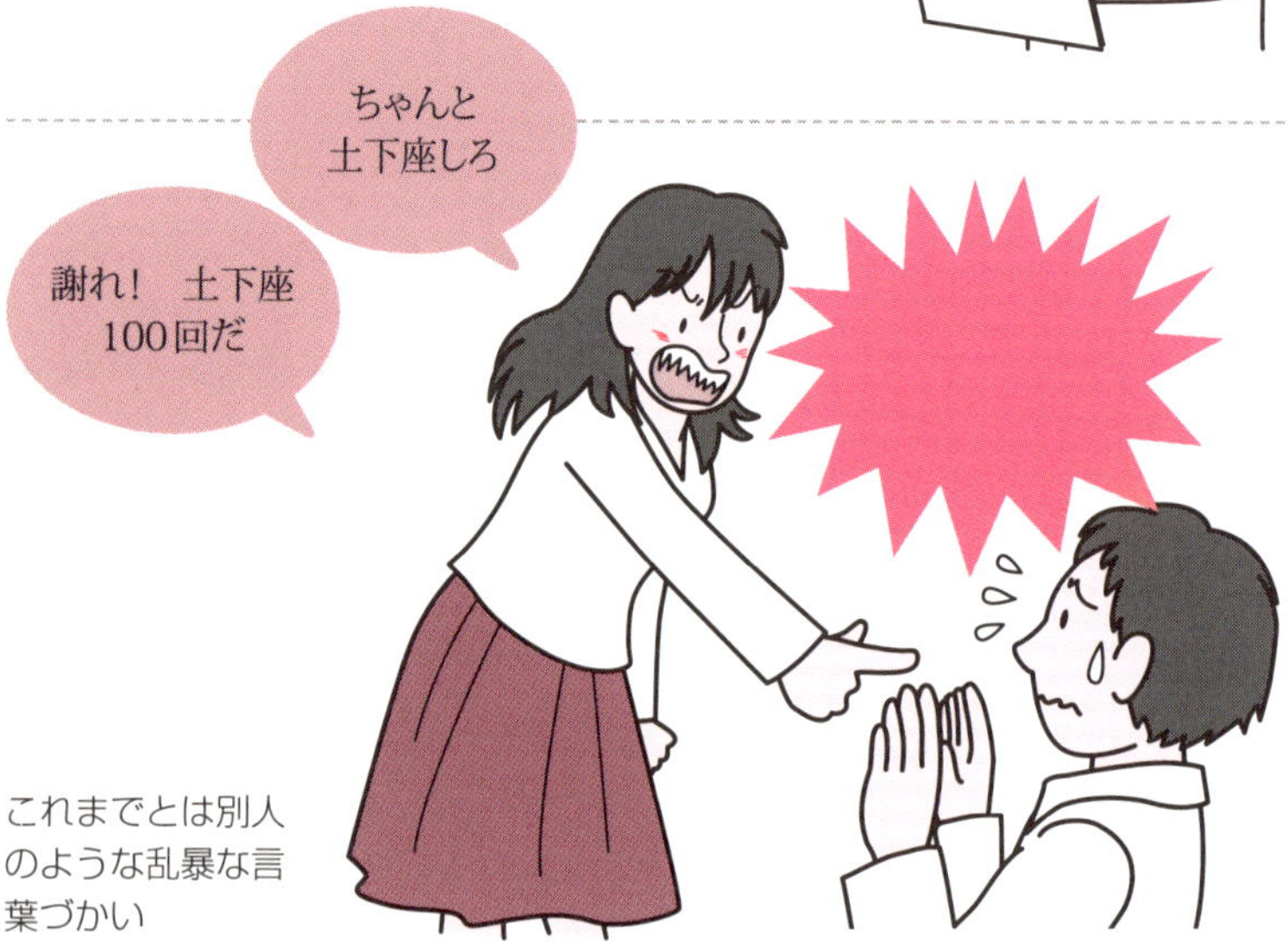

これまでとは別人のような乱暴な言葉づかい

夫を責めて騒ぐ

気持ちが落ち着いたので、Ａさんは薬を飲むのをやめてしまった。しばらくするとイライラしはじめ、ついに爆発。夫のささいなひと言に怒り、大騒ぎ。

再び入院

暴言が止まらず、徹夜で騒ぎ暴れるので夫は困りはて、病院に連絡。Ａさんは病気ではないと言い張ったが、入院することになった。

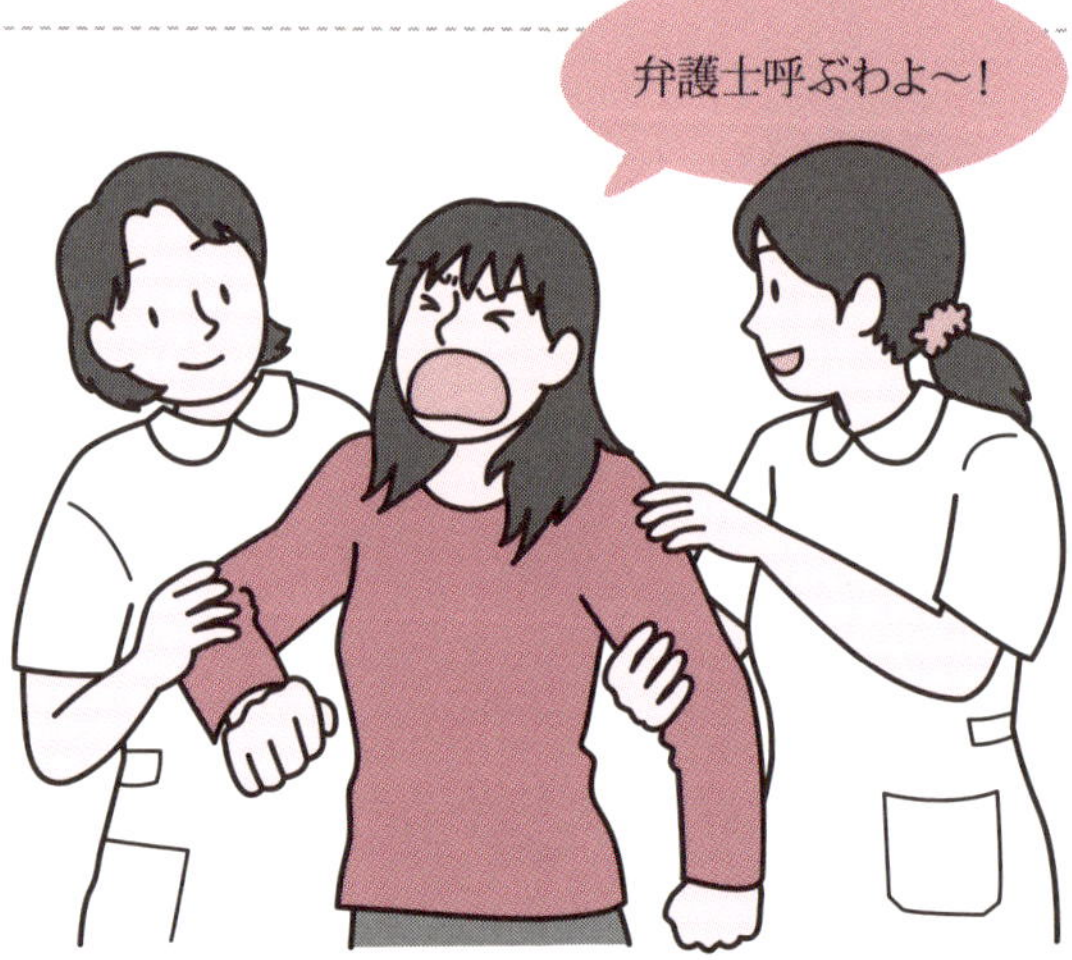

専門の資格をもつ精神科医（精神保健指定医）が、本人が自己を傷つける危険性がある、または他者に危害を与えるおそれがある、と判断したら、本人が拒否しても家族の同意で入院を検討できる。これを医療保護入院という

1
発病の戸惑いと診断のショック

すごく落ち込む日々があれば、快調の日も。
いったい自分はどうしたのかと思っていたら
双極性障害との診断。
かつては躁うつ病といわれていた病気だ。
どうしてこの病気にかかったのだろう……。

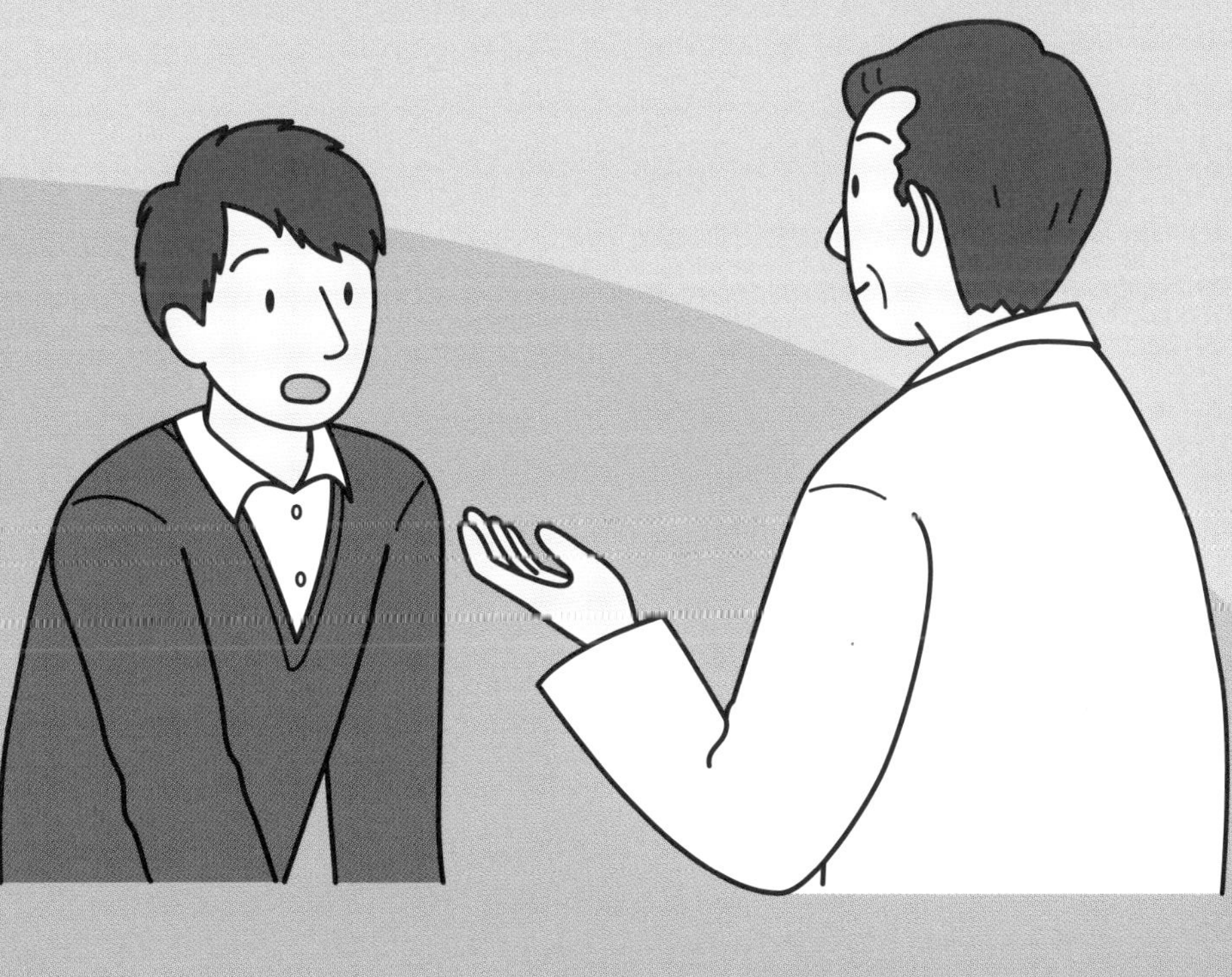

原因

「発病には原因があると思ってました」

双極性障害の発病は、躁から始まる人も、うつから始まる人もいます。なにかきっかけとなるイベント（できごと）があって発症する人が多いようですが、とくにない場合もあります。

うつから発病

双極性障害と診断された後に思い返してみると、発病はうつでした。

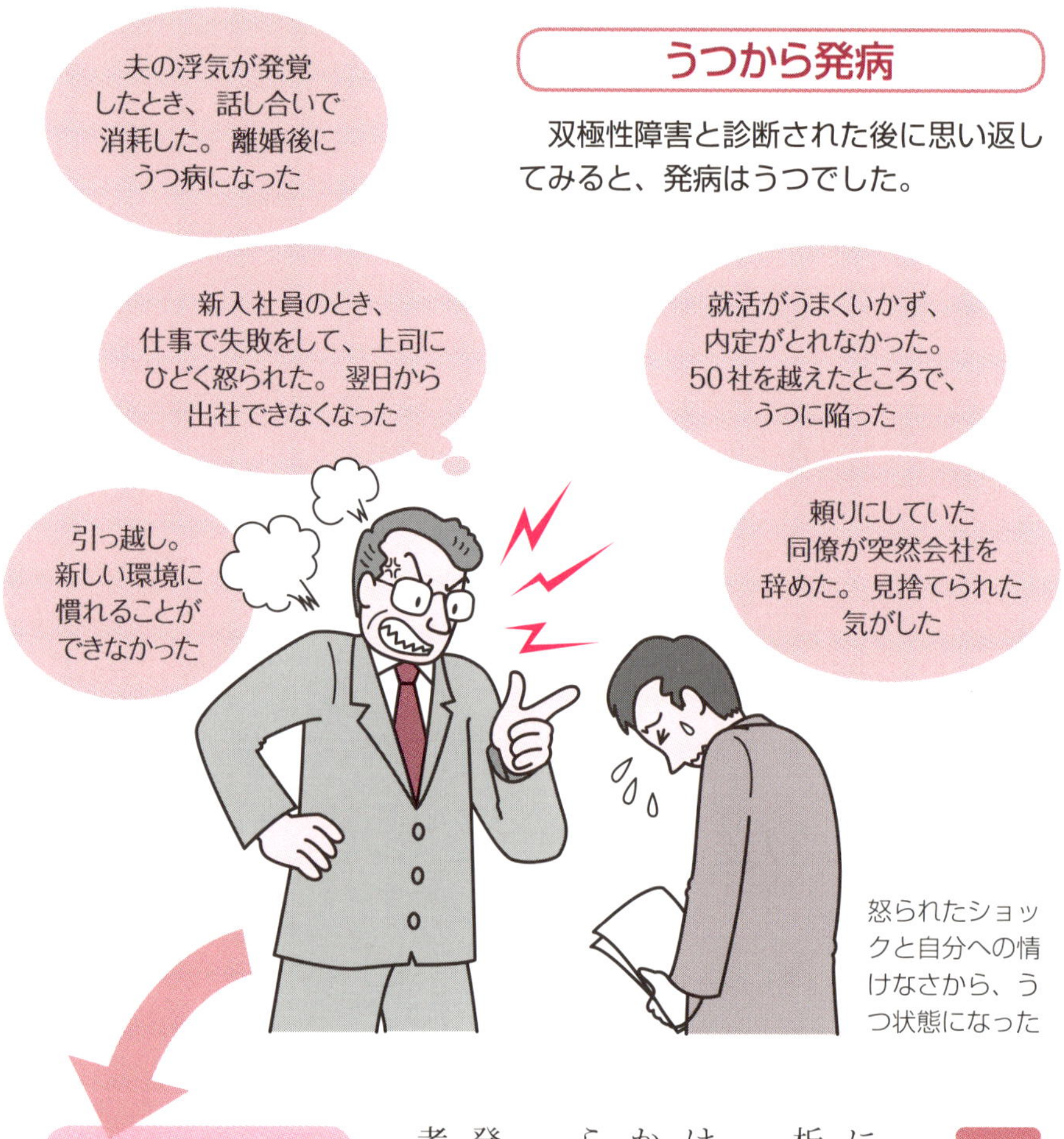

夫の浮気が発覚したとき、話し合いで消耗した。離婚後にうつ病になった
新入社員のとき、仕事で失敗をして、上司にひどく怒られた。翌日から出社できなくなった
引っ越し。新しい環境に慣れることができなかった
就活がうまくいかず、内定がとれなかった。50社を越えたところで、うつに陥った
頼りにしていた同僚が突然会社を辞めた。見捨てられた気がした

怒られたショックと自分への情けなさから、うつ状態になった

うつ病と診断される

うつから発病した場合には、双極性障害とは診断のしようがない。気分の落ち込みや意欲の減退などから、医師も、うつ病と診断するしかない。

原因ではなくひきがね

本人は、発病後に「あれが病気になった原因だ」と自分なりの分析をしています。

ただ、本人がそう思っているだけかもしれません。原因が取り除かれたからといって、治るとは限らないからです。

本人がいう「原因」は、病気を発症する「ひきがね」だったとも考えられるのです。

躁から発病

双極性障害が躁から発病したきっかけには下記のような例があります。

失恋のショックでブチッと切れた瞬間があった

夫の借金を知ったとき。あまりの金額に、どうにもならないとヤケになった

骨折で手術をして入院中に

父が亡くなった。わが家は自分がなんとかしなければと思った

震災にあって。僕がなにかしなくてはと、落ち着いていられなくなったのだと思う

最愛のペット（犬）が死んだ。パニック症のようになり、以来、躁状態になった

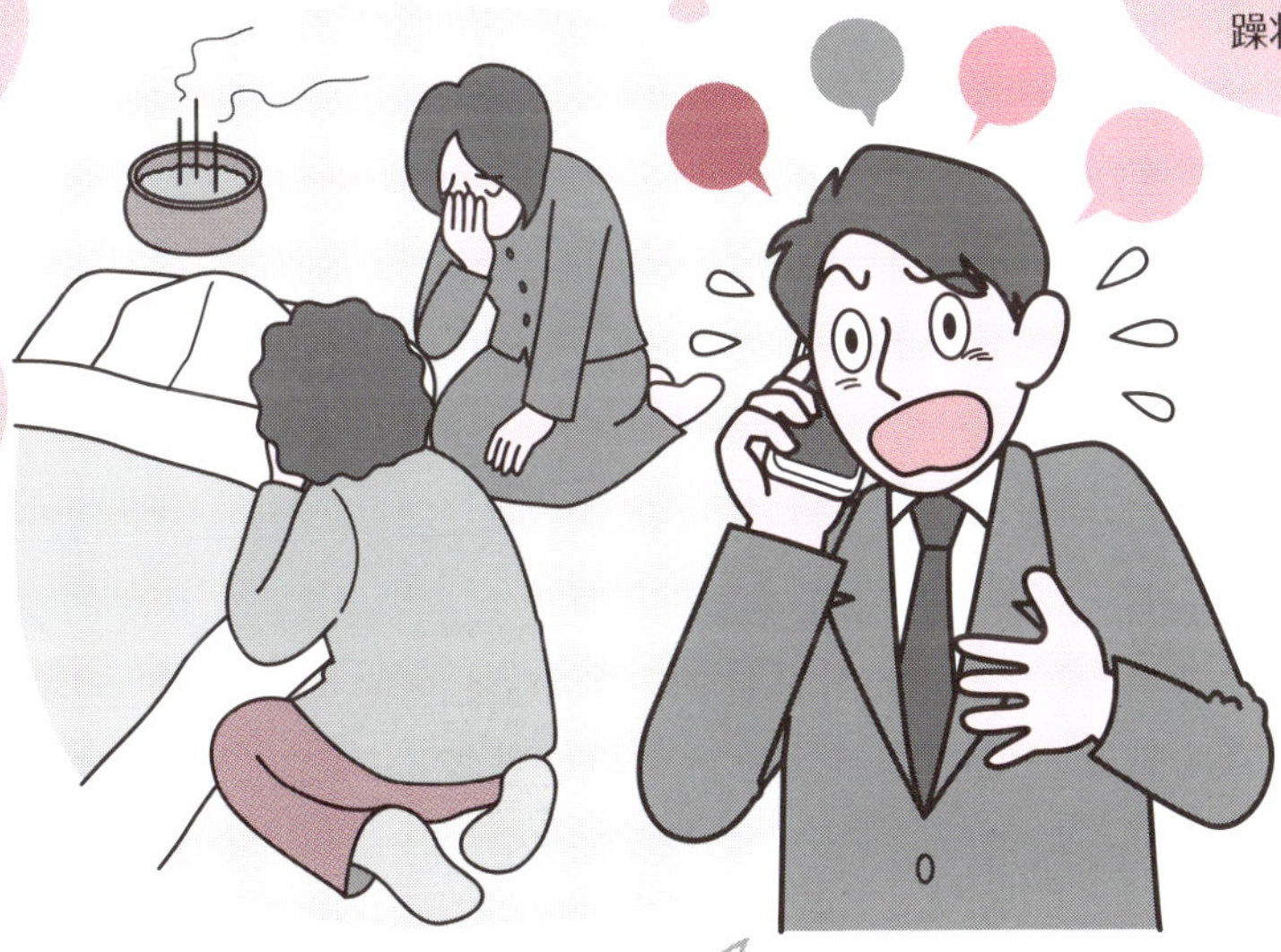

母も妹も泣いている横で、父が亡くなったとあちこち電話をするなど、異様に張り切った

葬式が躁病のきっかけになる？

昔から「葬式躁病」という言葉がある。葬式がきっかけで躁状態になってしまうもの。

家族や身近な人が亡くなったとき、電話をかけまくったり、通夜の席で大騒ぎをしたり、葬式をとりしきったりなど、ハイテンションになって大活躍する。

これは誰もがなりうること。心理学では、悲しみなどから心を守る働きを「防衛機制」と呼んでいる。葬式躁病は、明るく気丈にふるまうことで心を守る「躁的防衛」とも解釈されている。

体験談

上司がテーブルをたたいた音で

目の前が真っ暗になった瞬間を覚えています。

会社で上司から怒鳴られたときのこと。上司は怒りながら持っていたボールペンでガラスのテーブルをバシッとたたいたのです。すごく衝撃的な音が出ました。その音が心にささった気がして、それからうつになりました。

発病の原因は遺伝？ ストレス？

双極性障害に限らず、なにかの病気を発症すると、原因をあれこれ考えがちです。なかでも、遺伝を原因として挙げたくなる人は少なくないようですが……。

遺伝だけではない

双極性障害を発病する原因として遺伝が関係していることは否めませんが、それだけではなく、環境にも大きく影響されます。

遺伝 ＋ **環境**

体質

家族や親戚に同じ病気の人がいることが多い。ただ、遺伝学の研究から、なりやすい遺伝子はひとつではないと推測されている。双極性障害の原因遺伝子というものは見つかっていない。

そうしたことから、遺伝の要素はあっても、なりやすい体質の遺伝とされる。

ストレス

成育環境の影響も指摘されている。また、心のストレスや生活リズムの乱れも影響する。ストレスは発症のきっかけになるが、原因にはならない。

また、いいことも発症のきっかけになる。

心　身体

葬式躁病でみてみると

葬式躁病では、愛する者を失った喪失感がストレスになって躁状態になると解釈されてきた。

ただ、それればかりではないようだ。家族や身近な人が亡くなった場合だけでなく、さほど親しくなかった人の葬式でも、躁状態になることがあるからだ。

これには心理的なインパクトだけでなく、通夜などの不眠も影響していると考えられる。生活リズムの乱れは発症のきっかけになる。心のストレスと身体のストレスの両方があるといえる。

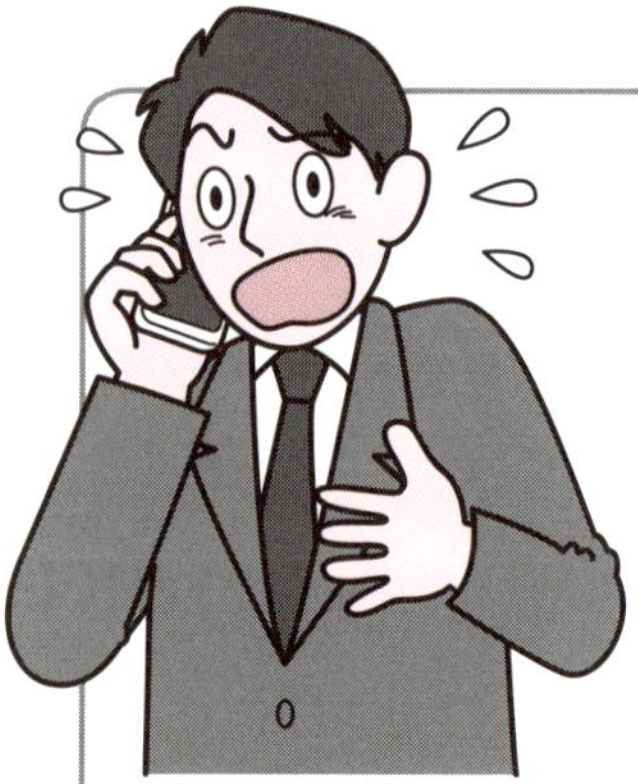

睡眠不足も影響

遺伝が心配

自分が病気になったのは親からの遺伝が原因かと思い、自分の子にも遺伝させてしまうのではないかと心配します。

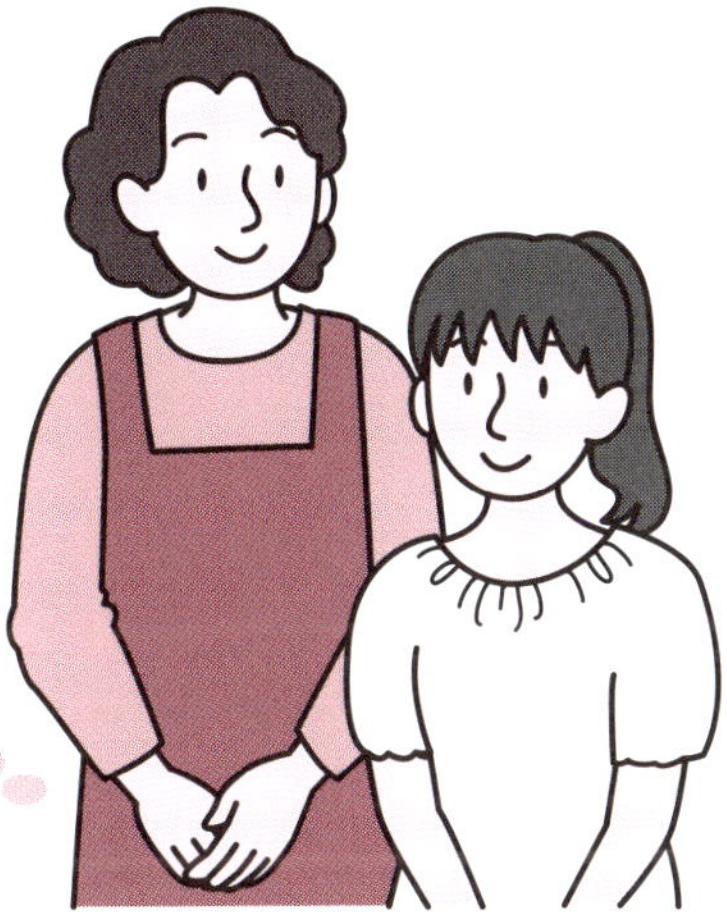

母と娘では遺伝的にも環境的にも、発症の確率は高そうだと心配になる

母から遺伝したと思う。同じように娘に遺伝するのか

親が双極性障害だった。だから私もこの病気になったのだろう

血液検査で発症の確率は調べられないか

親戚に双極性障害の人がいる。そのくらいのつながりでも、やはり影響するのだろうか

問診のとき「ご家族に躁うつ病の方はいらっしゃいますか」と聞かれた。医師も遺伝を考えているんじゃないか

父親は酒乱だったが、あれは躁状態だったのかも。私の病気はその遺伝では

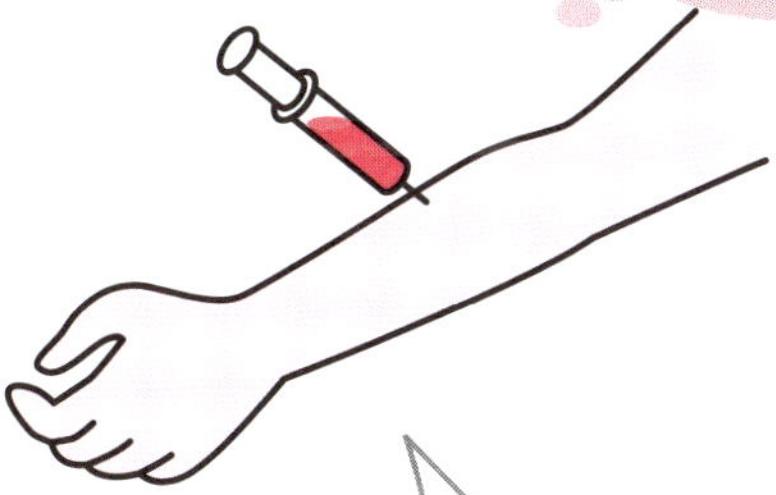

遺伝子検査でわかるのか

まだ研究段階で、診断できるところまでは進んでいない（P50参照）。だが、将来は血液を採取して遺伝に関係がありそうな遺伝子を検査すれば、発症確率がわかるようになるかもしれない。

遺伝を心配しすぎないで

遺伝というと、つい病気そのものが遺伝すると考えがちです。しかし、双極性障害では、病気が遺伝することはありません。その意味で、遺伝病ではありません。

ただし、病気になりやすい体質は遺伝します。それも心配するほどではありません。双極性障害のある親から生まれた子の九〇パーセントは、双極性障害にはなりません。

原因

もともとなりやすい性格だったのか？

発病の原因を考えるとき、本人がもともとこの病気になりやすい性格だったからだと言う人もいます。ただ、現在の研究では、双極性障害と性格との関連は否定されています。

発病前から

患者さんはもともとどういう性格だったのかを本人や家族に聞いてみました。共通するところはあまりなく、バラバラです。やはり、双極性障害に「なりやすい性格」は、なさそうです。

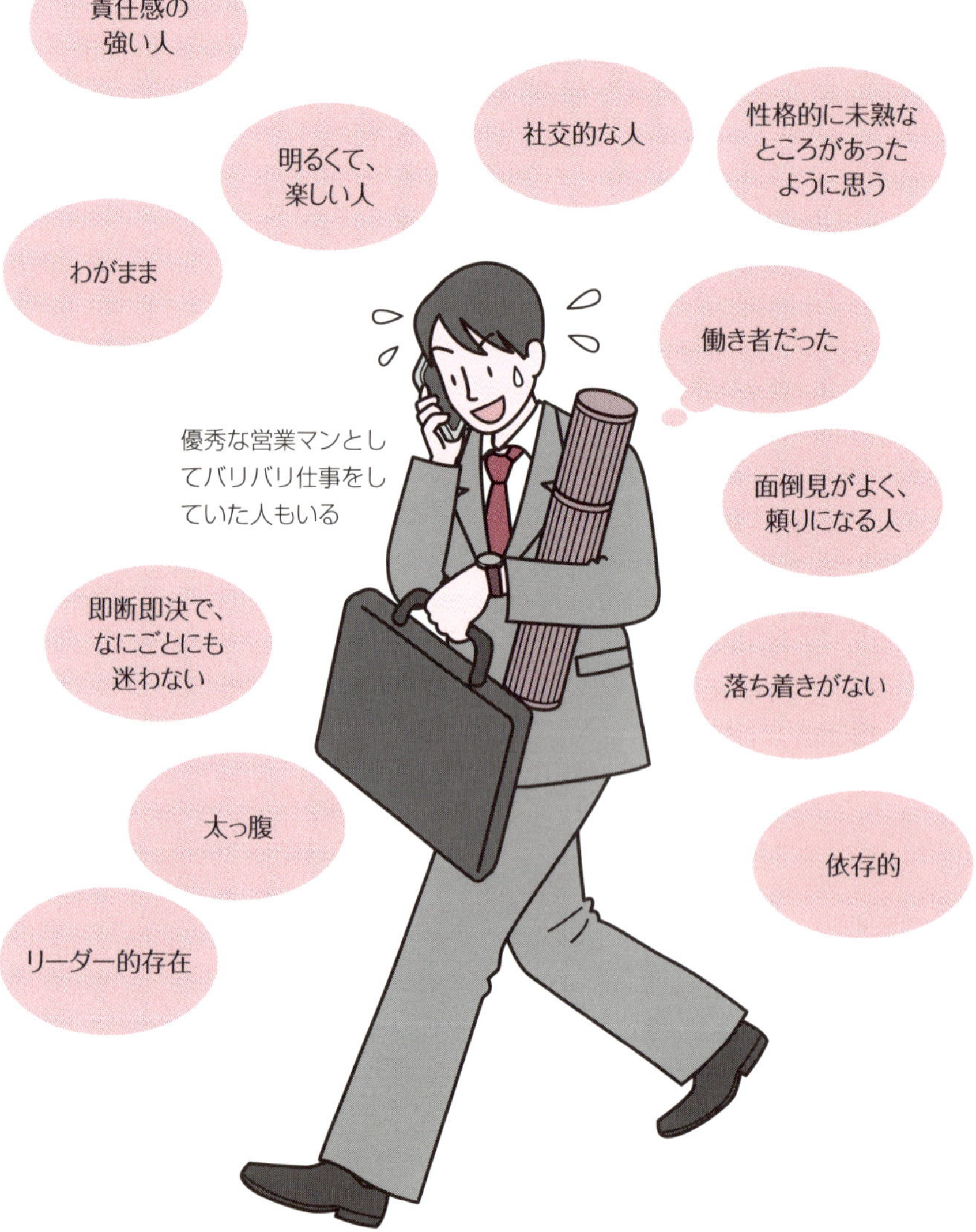

よくしゃべる人
責任感の強い人
社交的な人
性格的に未熟なところがあったように思う
明るくて、楽しい人
わがまま
働き者だった
優秀な営業マンとしてバリバリ仕事をしていた人もいる
面倒見がよく、頼りになる人
即断即決で、なにごとにも迷わない
落ち着きがない
太っ腹
依存的
リーダー的存在

原因ではなく傾向

どのような性格の人がなりやすいかというより、病気になった人にはどういう性格の傾向があるかを調べることはできます。これは本来の性格とは違うこともあります。病気の影響を、もともとの性格と思い違いしてしまうことがあるからです。

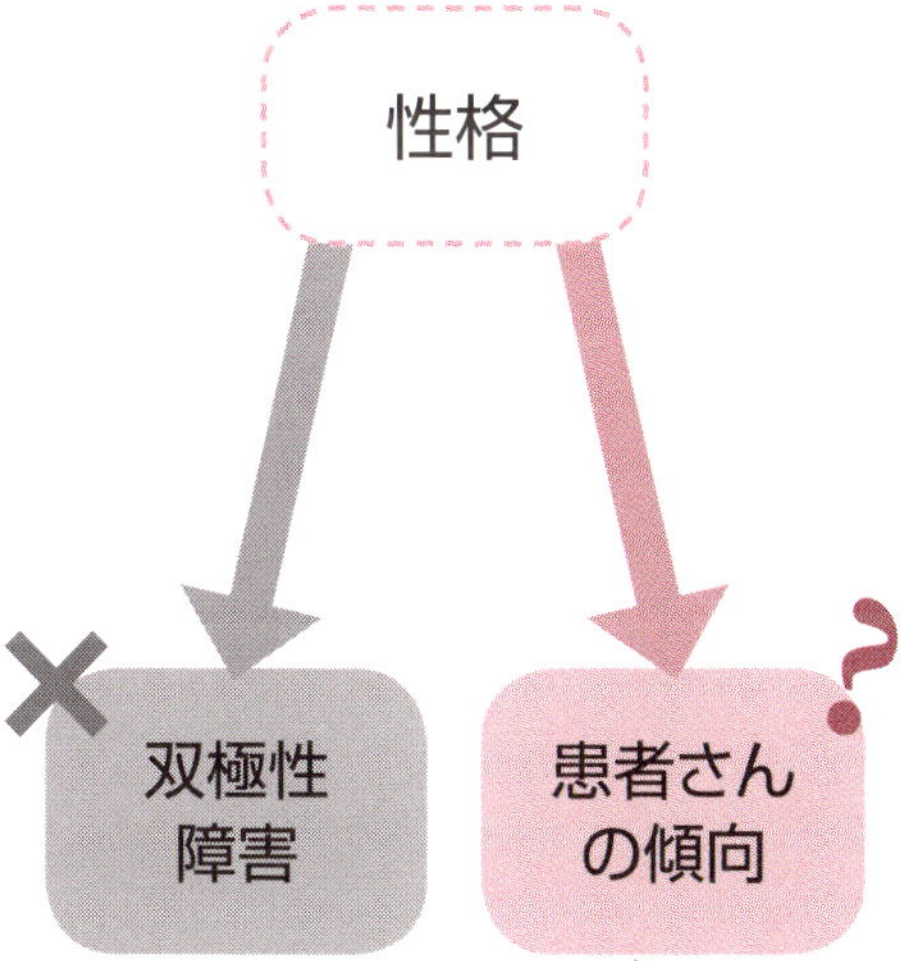
性格
双極性障害
患者さんの傾向

循環性格

双極性障害の人は「循環性格」だといわれてきた。循環性格とは、明るく、朗らかで、社交的。気分に波があるものの、社会的には成功をおさめるタイプ。

確かに、双極性障害の人がそういう性格に見える場合も少なくないが、現在ではこうした性格は病気の結果だと考えられている。

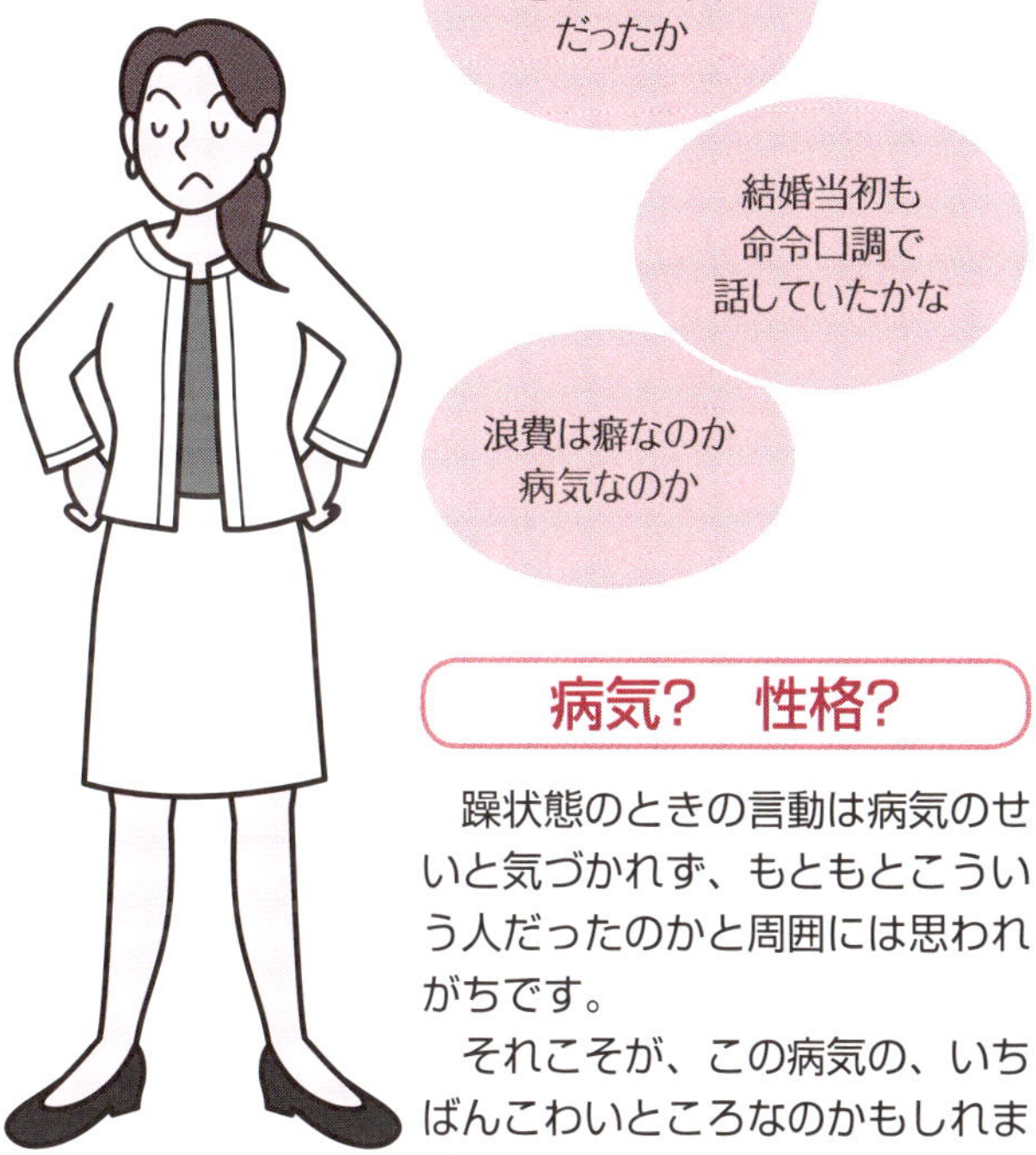
社交的なのが性格でなく、軽躁状態の現れである場合もある
あんなに怒りっぽい人だったか
結婚当初も命令口調で話していたかな
浪費は癖なのか病気なのか

病気？　性格？

躁状態のときの言動は病気のせいと気づかれず、もともとこういう人だったのかと周囲には思われがちです。

それこそが、この病気の、いちばんこわいところなのかもしれません。

本人も家族も性格のせいだと思う

この病気になったのは、もともとの性格のせいではないかと、本人だけでなく家族も考えがちです。さらに、双極性障害になりやすい性格があるなら、性格を変えないと病気が治らないのでは、と心配する人もいます。

ではどういう性格だったかというと、簡単には答えられません。躁かうつのときの印象が強く、本来の性格がわからなくなっていたりするからです。

受診までに時間がかかった事情が

発病しても、すぐに受診する人ばかりではありません。長い例では、受診まで何年もかかった人もいます。理由はさまざまですが、受診が遅れると、失うものも大きくなりがちです。

受診までの例

本人も周囲の人も、迷ったり悩んだりして、ようやく受診を決心しても、予約でいっぱいだったりします。

うつに
こんな人だったの?
躁に
困った人だ
うつに
怠けている?

仕事上で迷惑をこうむっていると感情的になる同僚も

発症

躁では、本人よりも周囲の人が気づくことが多い

病気?

本人も周囲も、病気なのか性格なのかわからない

迷い

受診したほうがいいか、何科か、かかりつけ医に相談するか、カウンセラーを探すかなどと迷う

1 病気だと思わない

うつに
疲れがたまっているだけ

躁・うつに
性格だから

躁に
調子がいい
躁に
気分がいい

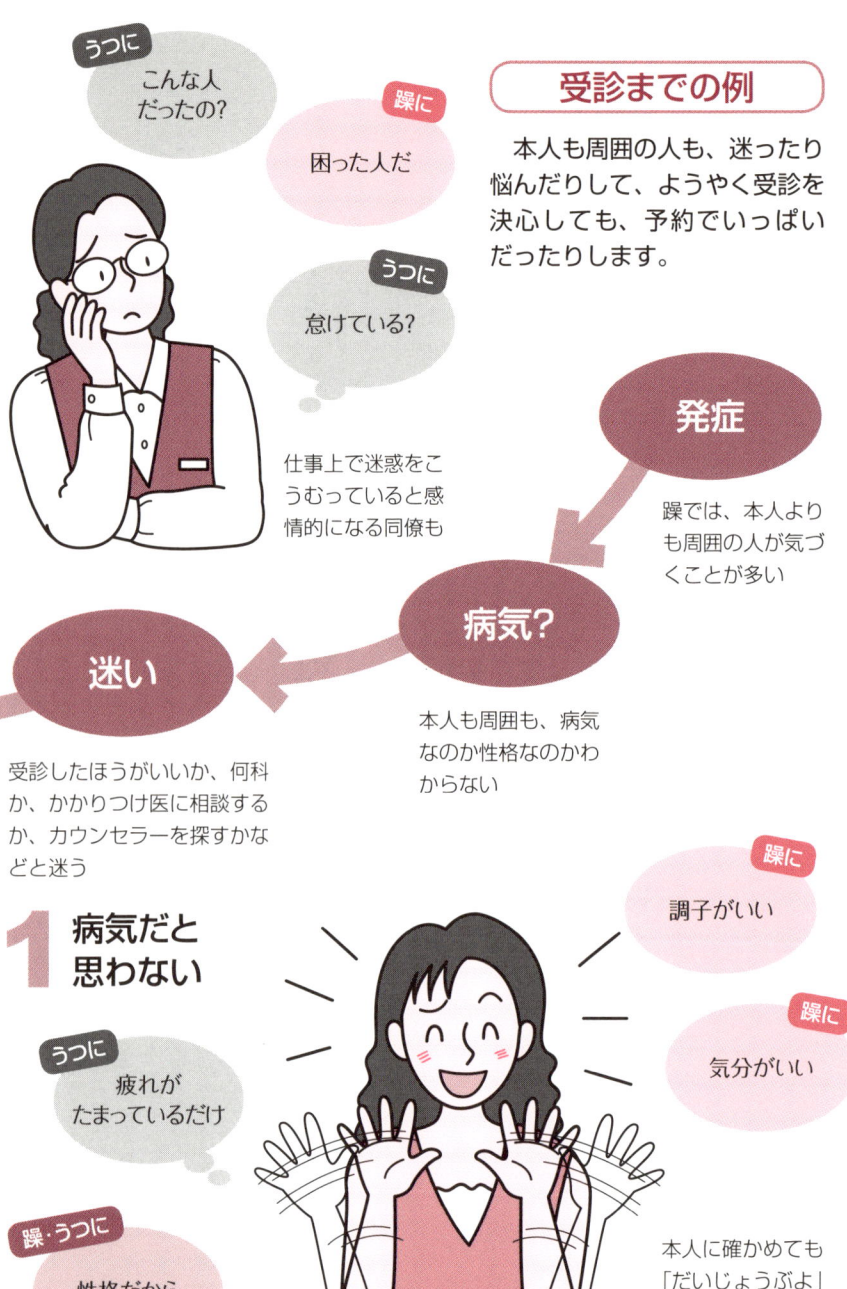

本人に確かめても「だいじょうぶよ」と笑ってとりあわない

軽症のうちは病気だとわかりにくい

双極性障害では、うつから発病するか躁から発病するかが、受診までの期間に影響する傾向があります。躁状態のときは本人は快適ですから、自ら受診することはほとんどありません。一方、うつは本人も苦しいので、比較的速やかに医療機関を受診します。

しかし、自ら進んで精神科にかかろうという人は、まだ多くはありません。精神科の敷居はまだ高いのが実情です。軽症だと、単に疲れているだけかもしれないと思ったり、この程度では病院に行くほどではないと迷ったりします。

2 精神科に行きにくい

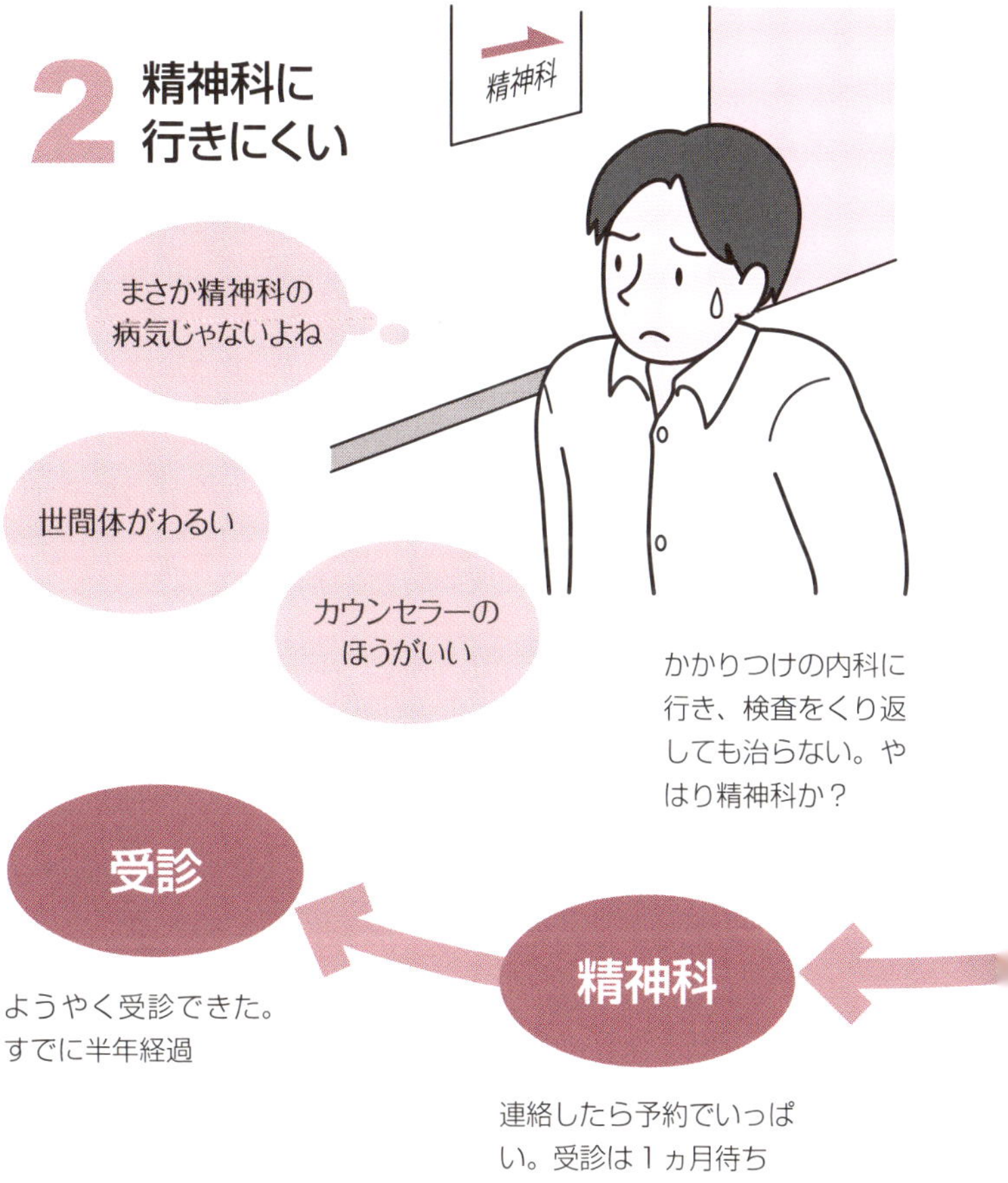
精神科
まさか精神科の病気じゃないよね
世間体がわるい
カウンセラーのほうがいい
かかりつけの内科に行き、検査をくり返しても治らない。やはり精神科か？
精神科
連絡したら予約でいっぱい。受診は１ヵ月待ち
受診
ようやく受診できた。すでに半年経過

受診が遅れると失うものが大きい

どんな病気でも長引いたり、再発をくり返したりすると、社会生活に支障を来します。ところが、双極性障害では、その影響が大きいのです。再発することが多いのが、第一の理由です。とくに躁状態の影響は深刻で、人間関係を壊し、信頼を失い、家庭を壊し、経済的に破綻することもあります。

しかも、初めて発症した躁は気づかれにくいのです。本人はもとより周囲の人にとっても病気だと思われないからです。そのため受診が遅れます。

こうした点から、双極性障害は重大な病気と言わざるを得ません。

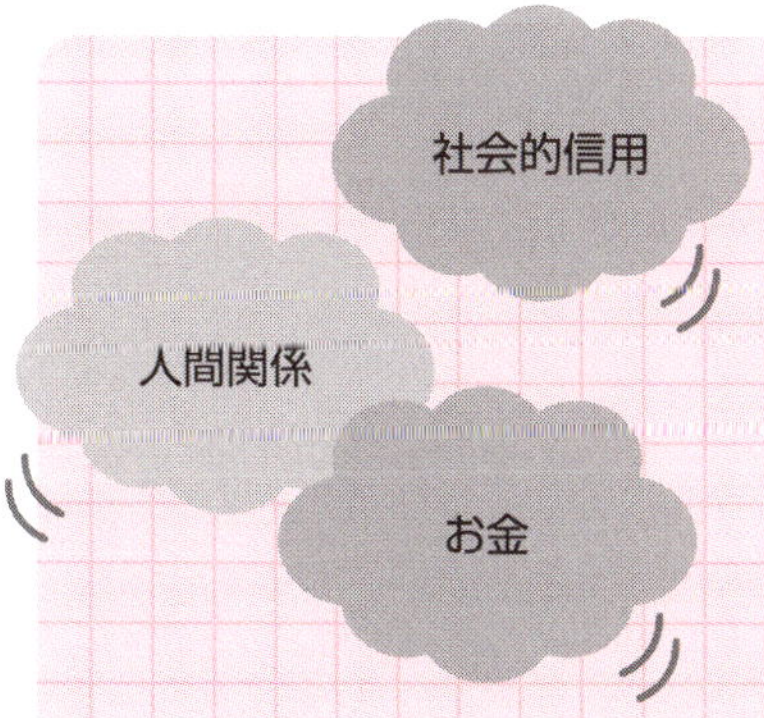
社会的信用
人間関係
お金

ショックの反面、少しほっとした

双極性障害は診断が難しい病気のひとつです。紆余曲折を経て、正しい診断にいきつくまで数年。ようやく「双極性障害です」と診断されたとき、複雑な気持ちになるのも無理はありません。

正しい診断を受けるまで

次々と診断名が変わり、ようやく双極性障害と診断されるまで、さまざまな経験をします。

薬を飲んでもよくならず、何年も苦しんだ

統合失調症と言われた。幻覚・幻聴があったせいか

「検査では異常がない」と言われつつも、検査をくり返すばかり

性格の問題でしょうと言われた

本当の診断にはなかなかいきつかない

医療機関を受診して、すぐに「双極性障害」と診断されることは、むしろ、まれです。うつ状態しかないときに受診すれば、「うつ病」と診断されます。

うつ病の薬物療法が始まっても、症状が改善されず、そのうち躁に転じ、ようやく双極性障害と診断されることになります。

症状が似ている別の精神疾患と診断されることもあります。双極性障害と診断されたときショックを受ける反面、長い間の迷いが晴れてほっとしたという人もいます。

体験談　躁状態とわかっていたら

最初はうつ病と診断されました。ときどき快調になるのは薬の副作用だと思っていました。

もし早い段階で双極性障害だとわかっていたら、躁状態のときにどうすればいいか、対処法があったかもしれません。仕事を失い、収入がなくなってもお金を使いまくりました。一気に借金がふくらみ、親でさえ私を見放しました。

躁状態は自覚がないのです。これはすごくこわいことだと思いませんか。わかっていたら、少なくとも自覚はできたはずです。

あの医師は双極性障害についての知識がなかったのでしょうか。いまさらなにを言っても始まりませんが、人生やり直したい気持ちでいっぱいです。

否定したい気持ち

双極性障害と診断されたとき、すぐに受け入れられず、病名や医師を否定したくなったという人は多くいます。

双極性障害になってしまったなんて、もう治らないということか!?

精神病になってしまった

（双極性障害は幻覚や妄想などの精神病症状が出ることもありますが、統合失調症とは別の病気です）

この診断は間違っている。もっといい先生を探そう

この先生、病気のことを知らないのではないか

私が精神病になるはずがない

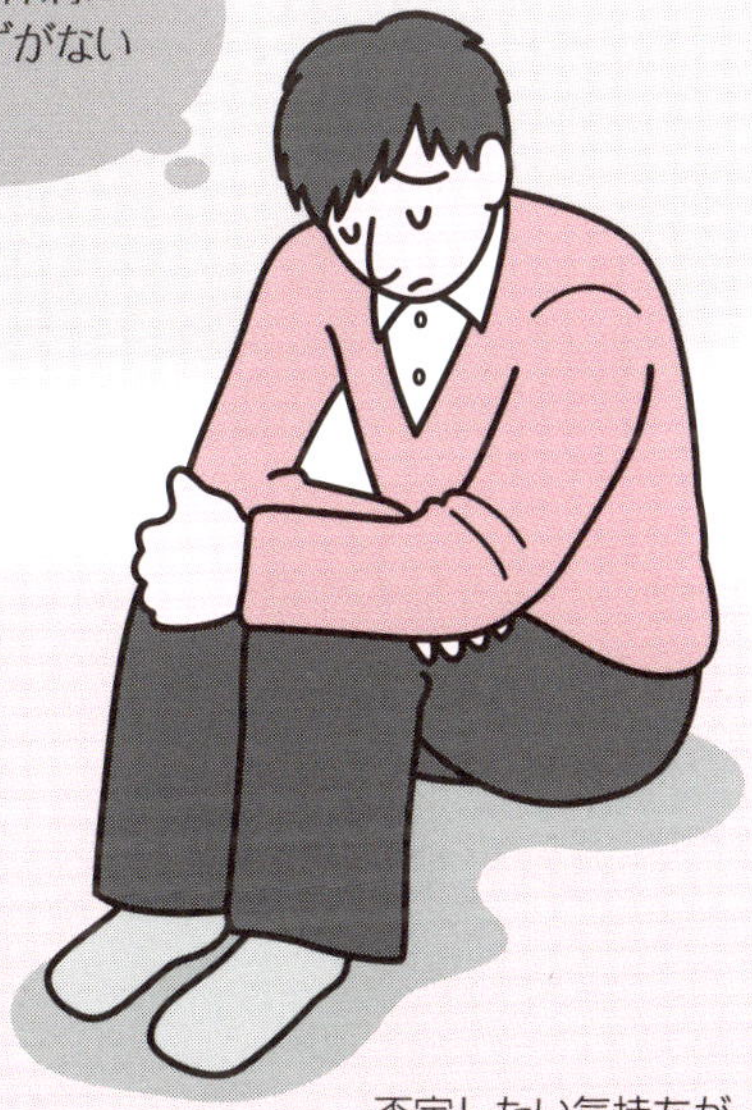

肯定的な気持ち

やはり診断は間違いないとわかると、大変な病気になってしまったと落ち込みます。しかし、その後には、少しずつ肯定的な気持ちがわいてきます。

先生の言うことを理解しよう

否定したい気持ちが薄れると、徐々に落ち込んでくる

ここまで10年かかったなあ

本当の病名がやっとわかったんだ

これでようやく治療ができる。よかった

信頼できる医師にめぐりあった

受診するとき、病気がなかなか治らないとき、本人や家族は「どこかにいい先生はいないか」と探したりします。いい医師とはどういう医師でしょうか。

いい先生だなァ

ほかの人の間では「あの先生はよかったよ」などと評判になっていても、本人にはそう思えないこともあります。いい医師とは、どういう医師でしょうか。

若くて
やる気がありそう

きちんと
診断してくれた

こちらの話を
よく聞いてくれる

信頼できる

私のつらさを
受け止めてくれた

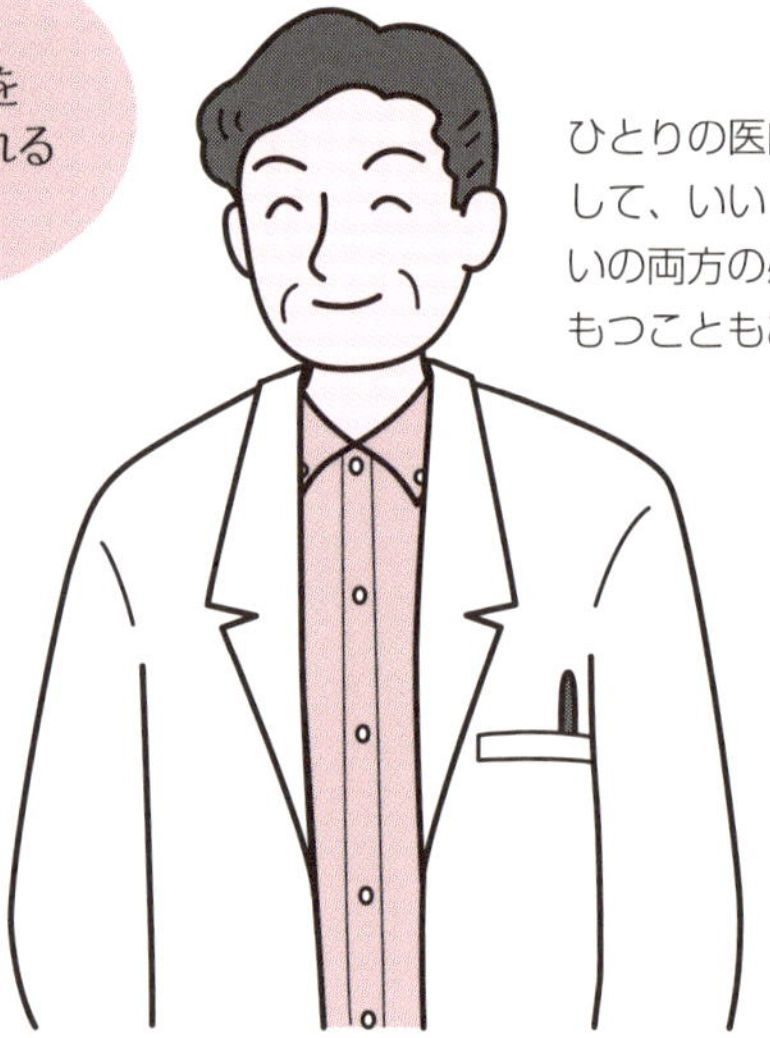

ひとりの医師に対して、いい・わるいの両方の感情をもつこともある

この先生とは合わない

わるい医師と思っていても、患者さんの受け取り方によるのかもしれません。病気や環境への不満を医師にぶつけているだけということもありそうです。

こちらの話に
投げやりな
感じがする

予約していても
診察を待たされる

処方薬を
飲んでいても治らない

病気のことを
よく知らない

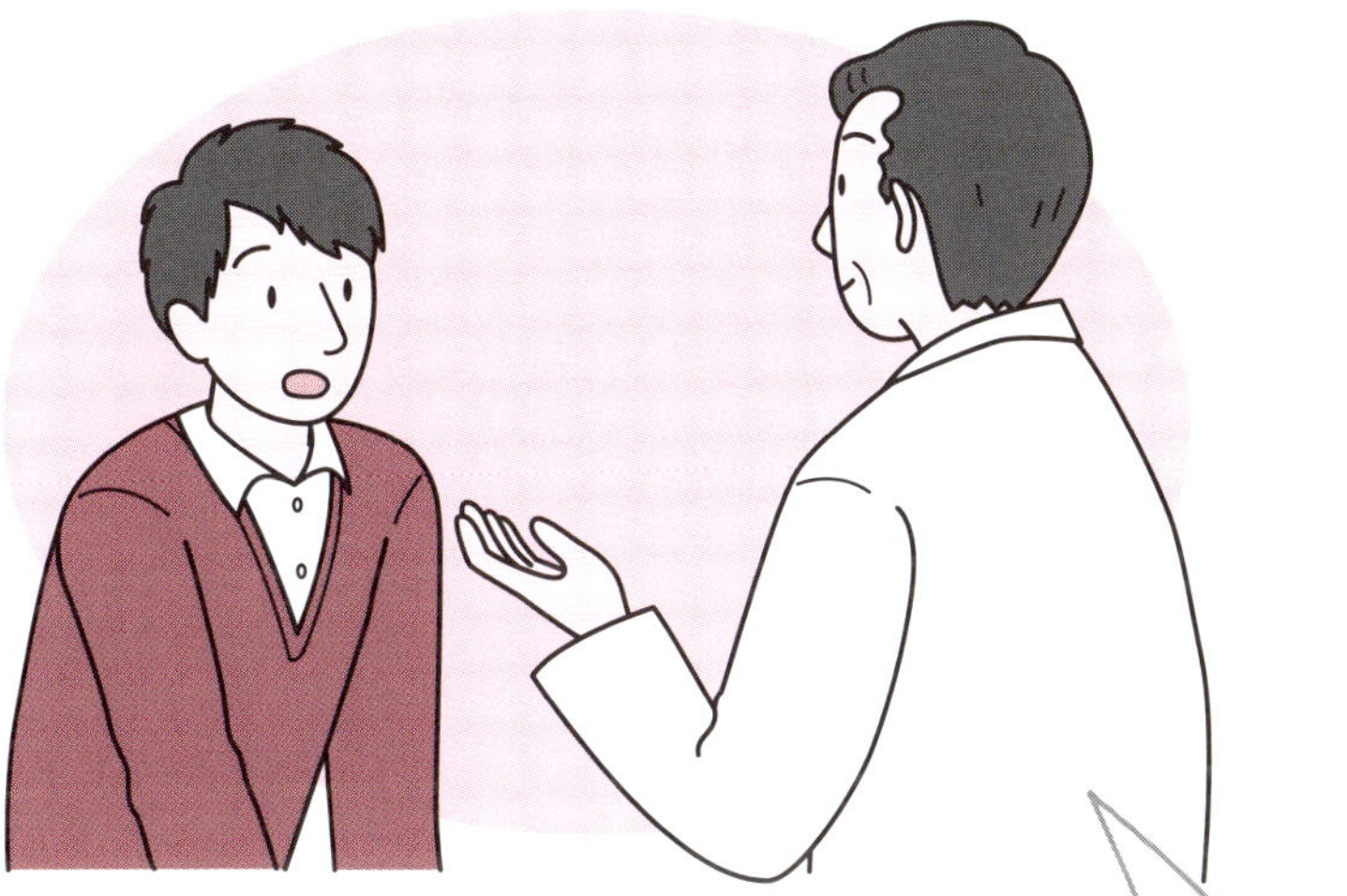

知識が豊富で、やる気が感じられ、親身になってくれる医師――。患者さんから医師への期待は、大きい

正しい診断と治療をしてくれる医師

患者さんにとっていい医師とは、正確な診断とそれに基づく適切な治療をしてくれる医師です。

なかなかよくならないときは、どうしても、医師への信頼も揺らいでしまいますが、もしも治療法に疑問を感じたら、「どうして◎◎療法ですか」などと聞いてみては。怒らずに説明してくれて、それに納得できれば、いい医師の条件はクリアしていると言えるでしょう。

医師と患者さんとの相性は大切

気が合うかどうかは重要ポイント。医師も人間。患者さんとの相性はたしかにある。

双極性障害の治療では通院期間は長くなるので、気の合わない医師だと、病院から足が遠のいてしまう。質問しやすく、わかりやすい説明をしてくれると感じられる医師が最適。

主治医は替えないほうがいい

名医はいるものではなくつくるもの。自分と合うと思ったらじっくりつきあい、自分にとっての名医にしていけばいい。

だからドクターショッピングをくり返さないで。多くても数回の受診のうちに、主治医を決めよう。

体験談　厳しいこともはっきり言ってくれる

主治医は、診察のたびに「気分を抑えろ」「行動を半分にしろ」と私に言います。そんなことできないと思うけれど、意識の端に置いておくだけで、スムーズにいくことがだんだんわかってきました。

薬を増やしてほしいと言っても、それは多すぎるとはっきり言ってくれます。たくさんの薬を出すほうが先生はもうかるものですよね。でも、最低限の薬しかくれません。そんな点も信頼できます。

解説

正しい診断まで平均八年かかる

双極性障害は診断が難しい病気

双極性障害は簡単には診断できません。

はじめてのうつ状態で初診したら、うつ病と診断するほうが正しいことになります。以前に躁状態を経験した人でも、病気とは思わず、医師に伝えないことが少なくありません。

また、精神疾患以外にも躁状態になる要因はあります(下表参照)。

こうしたことから正しい診断が難しくなります。たとえ名医といわれる医師でも、長い経過をみないとなかなか双極性障害とは診断できません。正しい診断にいきつくまで、平均で八年というデータがあるほどです。

■診断が難しい理由

医師は患者さんのもともとの言動を知らない

初めてのうつは、双極性障害のうつ状態か、うつ病か区別できない

躁状態はほかの精神疾患や下記のような要因もある

■身体の病気による躁状態

身体疾患	内分泌疾患	甲状腺機能亢進症、クッシング病
	自己免疫疾患	全身性エリテマトーデス
	代謝疾患	肝性脳症
脳や神経の疾患	神経変性疾患	前頭側頭型認知症、ハンチントン病
	感染症	脳炎、進行麻痺、HIV脳症
	その他	脳腫瘍、頭部外傷、脳血管疾患、多発性硬化症
物質	薬物	覚醒剤、コカイン、アルコール
	治療に用いられる薬	ステロイド、抗結核薬(INH)、抗パーキンソン病薬(L-ドーパなど)

『気分障害』(医学書院)より一部改変

■双極性障害との区別が難しい病気

うつ病

発病がうつ状態からの場合は、まずうつ病と診断される。

その後、躁に転じたときも本人は躁状態は快適なので、治ったと思って受診しないし、受診しても医師に訴えない。そのため、医師が躁状態に気づかずに、うつ病の薬を処方しつづけてしまうこともある。

パーソナリティ障害

躁状態になって、信頼していたはずの人を手のひらを返したように非難するなどした場合、境界性パーソナリティ障害による対人関係の不安定さと間違えられやすい。区別はひじょうに難しく、合併している場合もある。

認知症

認知症は、うつ状態から発症することも多い。認知症に伴う逸脱行動（突然家を出ていったり、つじつまの合わないことを言う、暴力など）が躁状態と誤認されることもある。

ADHD

子どもの躁状態では、落ち着きがない、イライラして怒りっぽいなどの症状から、ＡＤＨＤとの鑑別は難しい。

統合失調症

躁状態のとき、間違えられやすい。重症になると幻聴、幻覚、妄想が現れたり、興奮して意味の通じないことを言ったりするところが双極性障害と似ている。

統合失調症は感情面では、猜疑的《さいぎてき》、被害的になり、意思の疎通がむずかしくなる。双極性障害では、高揚している様子で、相手になれなれしさを感じさせる。妄想の内容も、少し違う。

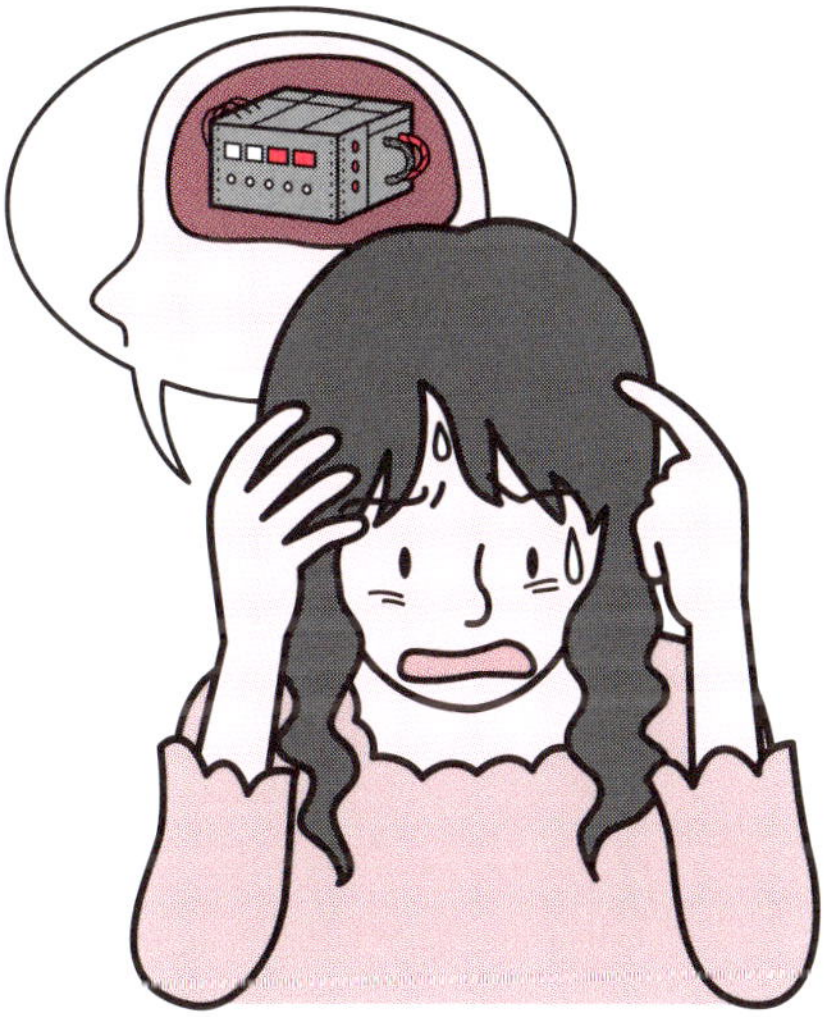

統合失調症では、「頭に機械が埋め込まれている」などと、ありえない妄想にとらわれる。双極性障害では「株で大もうけするから会社を始める」など、絶対にないとは言い切れない妄想

COLUMN

受診先をどのように探すか

何科を受診するか

うつになったときは、やはり精神科の受診が確実です。できれば大学病院など総合病院の精神科ではなく、精神科クリニックなどをおすすめします。ただし、激しい躁状態のときは、入院が必要になる場合が多いので、最初から精神科救急の設備をもつような専門病院がいいでしょう。

似た診療科名に心療内科があります。ここは本来は心身症が専門ですが、近年は精神科という診療科名に抵抗があるという人を受け入れるために、あえて心療内科とつけていることがあります。精神科医かどうか調べてみるといいでしょう。

探し方はいろいろ

受診先を探すには、かかりつけ医に紹介してもらう、会社の産業医に相談する、近所のクリニックに行ってみる、電話帳やネットで探すなどの方法があります。

もよりの保健所や都道府県の精神保健福祉センターに問い合わせれば、教えてくれることもあります。

受診するときは、予約をしてから行くことをおすすめします。

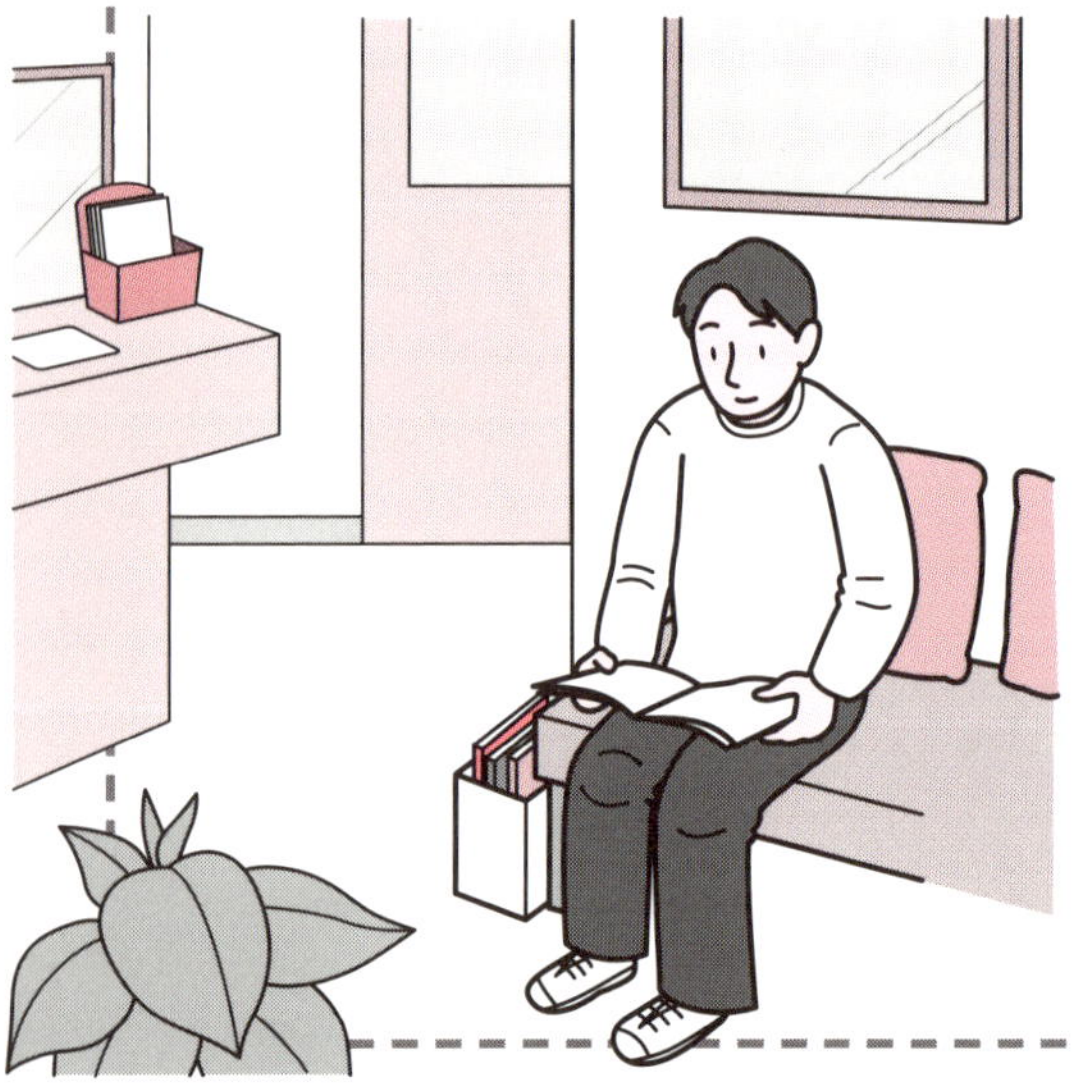

精神科クリニックも、内科などと雰囲気は変わらない。待合室も、静かで落ち着いている

2
気分のコントロールができない

気づいたら躁状態、うつ状態、になっている。
こうした気分の変動は、自分ではどうにもならない。
なんだか、もともとの自分が
どんな人間だったのか、
わからなくなってきた。

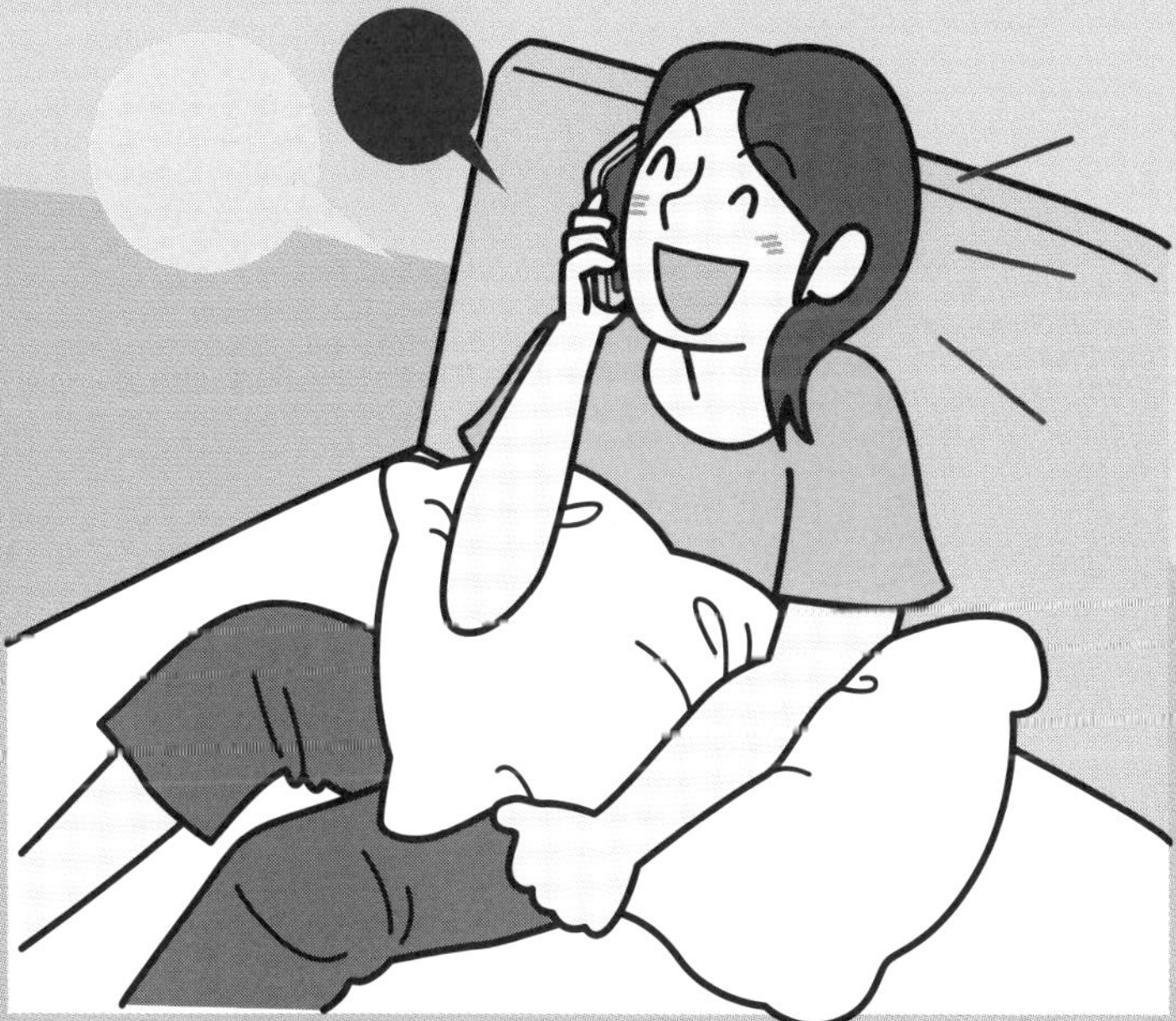

万能感に満ちあふれる

躁状態になると、まさに気分は上昇し、爽快で、活動的。こんなに調子がよかったことはないと感じます。家族や周囲に迷惑をかけているなどとは、思いもよりません。

躁状態になると

躁状態のときには最高の気分。病気の症状なのに、病気は治ったとさえ思うほどです。ただ、躁状態をくり返すうちに、その状態にこわさを感じる人もいるようです。

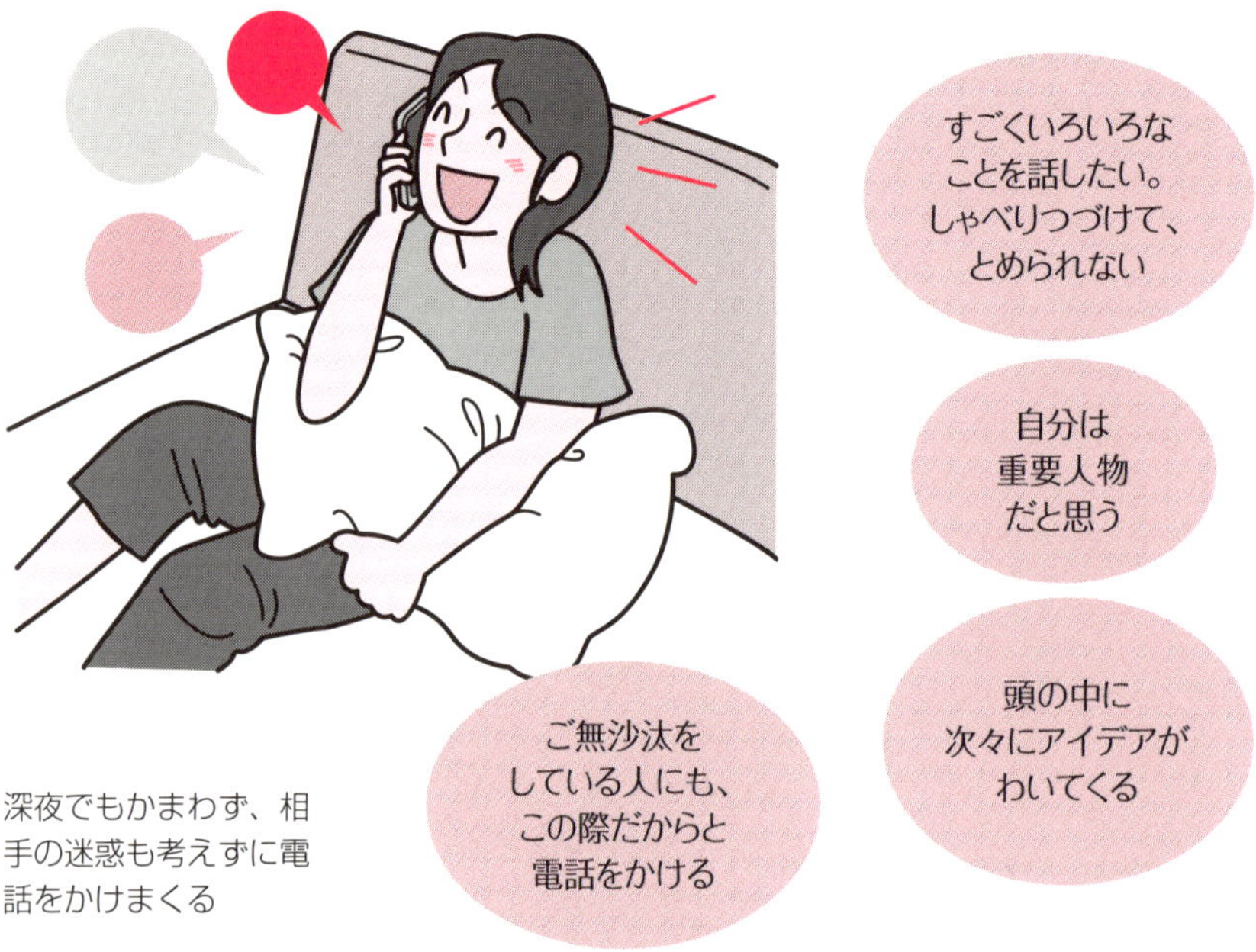

調子がよくて、一晩ぐらい寝なくても平気
すごくいろいろなことを話したい。しゃべりつづけて、とめられない
自分は重要人物だと思う
頭の中に次々にアイデアがわいてくる
ご無沙汰をしている人にも、この際だからと電話をかける

深夜でもかまわず、相手の迷惑も考えずに電話をかけまくる

体験談

笑いが止まらなくなった

最初はうつから発症したので、うつ病だと言われていました。薬を飲みながら会社に通い、少し落ち着いてきたかなというときのこと。すごく幸せな気分になり、会社で何時間も笑いっぱなしに。当然、職場の人たちはびっくりしたでしょうね。

帰宅しても笑っていて、テレビのバラエティ番組を見ても笑い、CMも面白くてすごく笑っていました。自分では病気のせいだとは思いませんでした。

躁状態から双極性障害と診断されました。でも、その後でも、上がったときには気持ちがいいから薬を飲まず、そのままにしておくこともありました。今はそのような危険なことはしませんが。

エネルギーがわき万能感に満たされる

躁状態のときには、意欲が出てきてエネルギーがわき、休まずに動き回ります。気分がよく、絶好調で、自分にはなんでもできると感じています。

とくに初めて躁状態になったときには、病気などとはまったく思いません。何度めかの躁状態でも、よほど自分でわかっていないと、再発したと気づきません。

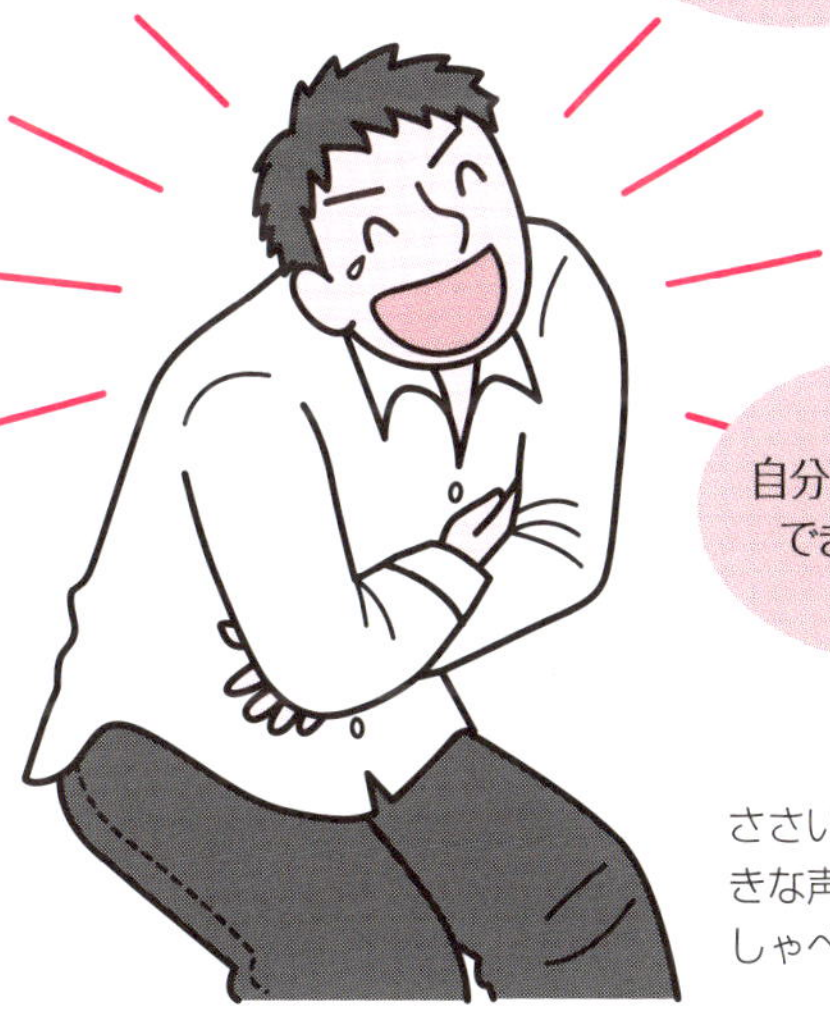
仕事のミスもミスだと思わない
体調がよくて、力がわいてくる気がする
頭が冴《さ》えて、仕事がはかどる
自分はなんでもできると思う
本当に楽しくて、愉快でしょうがない
人生って、こんなに素晴らしいものだったんだ
オレにまかせろ！

ささいなことにも大きな声で笑い、よくしゃべる

周囲にも「治った」「もうだいじょうぶだ」と言う。周囲はその言葉を信じてしまうこともある

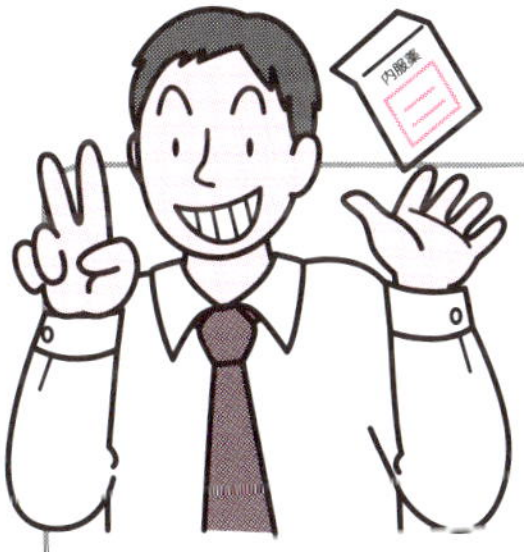

本人は こわさもある

躁状態をくり返すうちに、自覚が出てくるようになります。自分は今躁になっていて、この後うつがやってくることがわかります。高い山の後には深い谷底が待っている――。絶好調だと思いつつ、その谷底がこわいのです。

自分の言動も気掛かりです。変なことを言っていないか、悪い冗談で誰かを傷つけていないか。はしゃぎすぎて失敗するこわさも、感じるようになってきます。

自覚することはむずかしい

自覚が出てくるのは、躁状態を何度も経験してからのこと。それまでは、本人には躁状態であることがまったくわかっていない。

双極性障害と診断されてからでも、躁状態になったときには病気が治ったと感じる。そのため薬を中断したり、通院をやめたり。再発につながる大きな要因である。

躁状態

落ち着かず、わけもなくイライラする

躁状態は気分のよさが典型的ですが、幻覚・妄想や焦燥感があったり、不機嫌になったりする人も少なくありません。躁状態なのに本人は不機嫌＝「不機嫌躁病」というような状態です。

上がったときには

あふれたエネルギーが怒りパワーになる人もいます。浪費や性的逸脱なども、本人や家族にとって困った結果につながります。

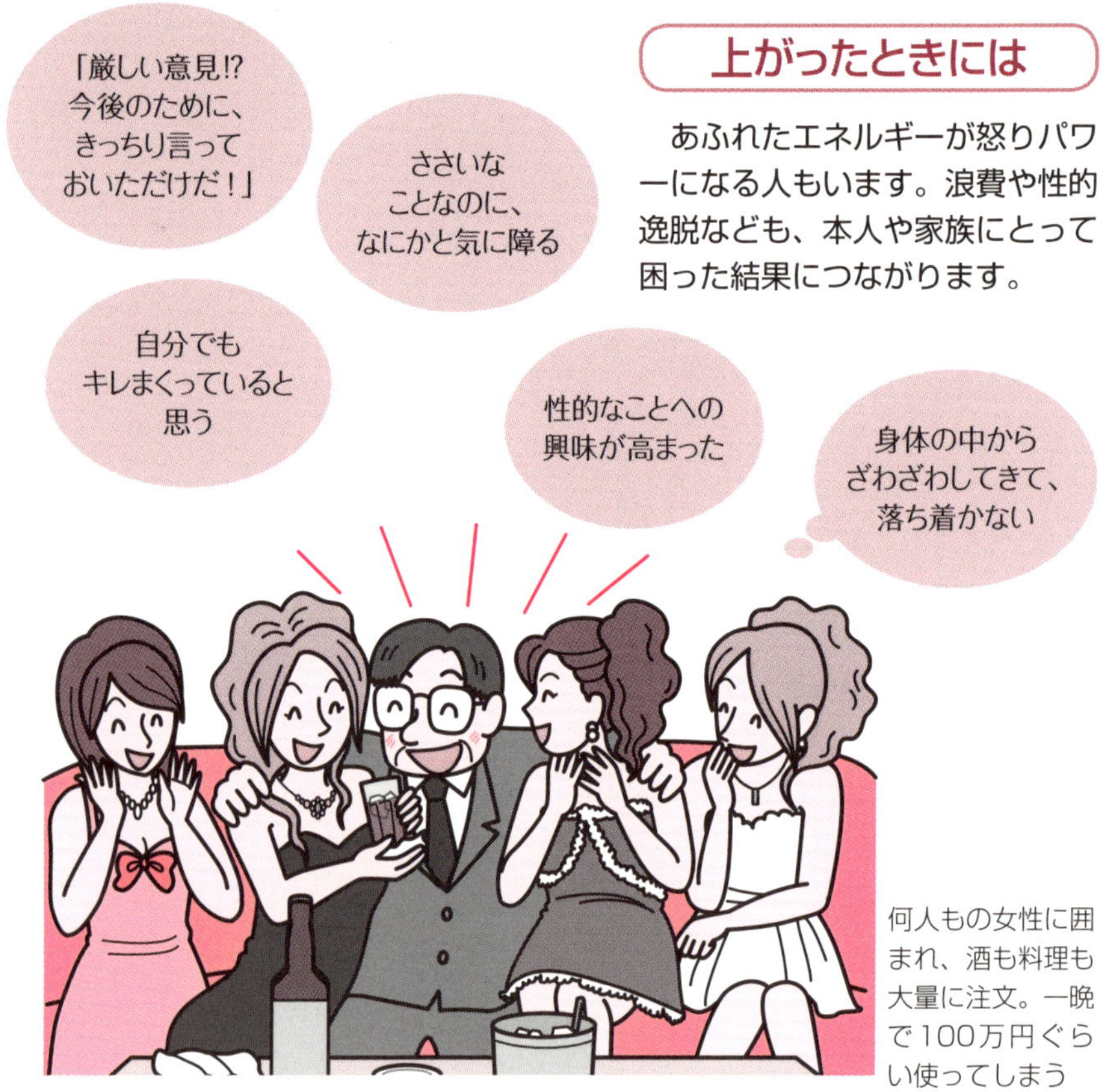

「厳しい意見!?
今後のために、
きっちり言って
おいただけだ！」
ささいな
ことなのに、
なにかと気に障る
自分でも
キレまくっていると
思う
性的なことへの
興味が高まった
身体の中から
ざわざわしてきて、
落ち着かない

何人もの女性に囲まれ、酒も料理も大量に注文。一晩で100万円ぐらい使ってしまう

体験談 飲酒を家族に止められ、けんかに

病気になる前は、夜中まで酒を飲んでいる生活でした。仕事の後に飲み、一升飲むこともひんぱんにありました。

病気になってからも酒をやめられず、ある日、妻から「これ以上は飲まないほうがいい」と意見されたのです。

どうも私は躁状態になると荒っぽくなるらしく、そのときもすごく腹が立って、「なんだとっ」と大声を出していました。気持ちがおさまらず、テーブルの上にあった食器類を手でなぎ払って。息子も巻き込んでの、大騒動になってしまいました。

この病気の人は、あまりお酒を飲まないほうがいいと、ぜひ伝えたいです。

楽しいだけでなくイライラも

エネルギーがあり余り、楽しい、楽しい、気持ちがいい、という状態を通り越して、じっとしていられない人もいます。

活発に動いているというより、落ち着くことができず、焦燥感にかられ、気分も不安定で怒りっぽくなるため、周りとの軋轢《あつれき》が生まれてきます。

活動性が高じて浪費や大量飲酒、性的逸脱などに向かってしまう人もいます。

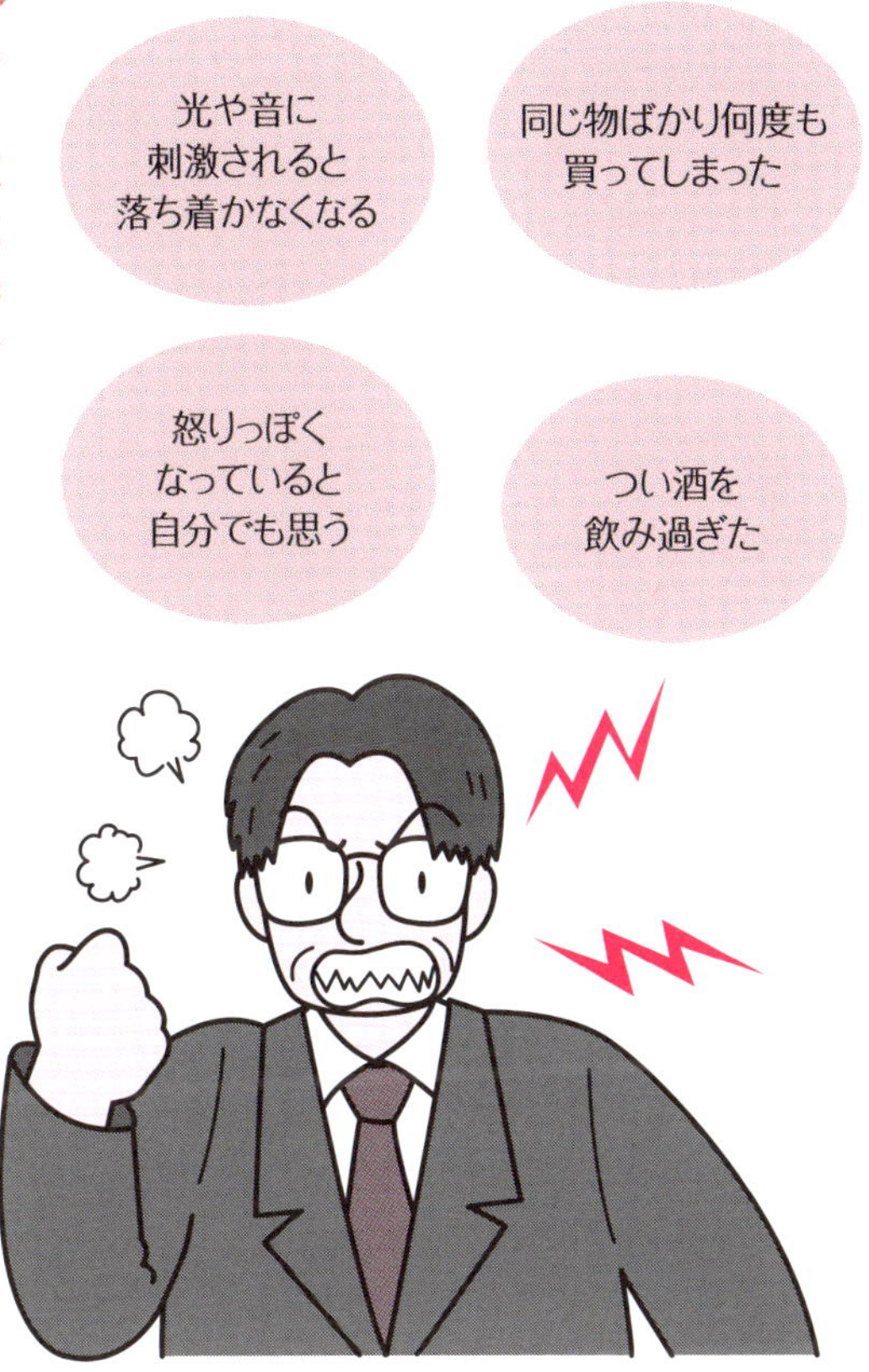
同じ物ばかり何度も買ってしまった
光や音に刺激されると落ち着かなくなる
つい酒を飲み過ぎた
怒りっぽくなっていると自分でも思う

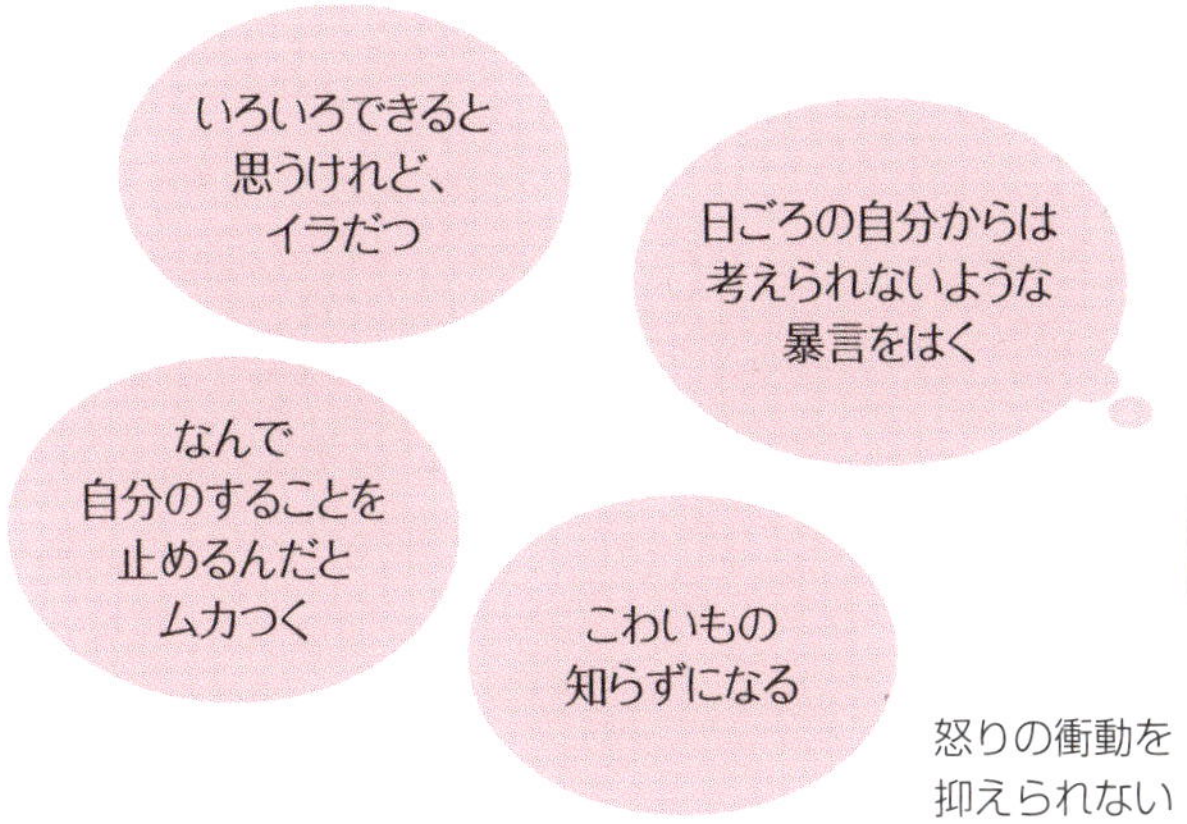
日ごろの自分からは考えられないような暴言をはく
いろいろできると思うけれど、イラだつ
こわいもの知らずになる
なんで自分のすることを止めるんだとムカつく

怒りの衝動を抑えられない

本人は

正しいことを言っていると思っている

はたからは、理不尽なことで怒っているように見えますが、本人は「自分こそが正しい」と思っているのです。ここできちんと意見を述べておこう、自分の正当性を主張しよう、と考えてのことなのです。

しかし、言い方も「○○をしろ」などと強くなるので、けんかに発展してしまうことも往々にしてあります。

妄想・幻覚もある

双極性障害が重症になると、約半数の人に妄想・幻覚が現れます。躁状態だけでなく、うつ状態でもありますが、内容は少し違います。

うつ状態では「不治の病にかかった」といった心気妄想や「家にお金がない」などの貧困妄想。躁状態では「選挙に出馬して総理大臣になる」といった誇大妄想。興奮しすぎて意味不明のことを言ったりします。この状態が統合失調症と間違われやすいのです。

躁のときにしたことを後悔する

躁状態のときにした浪費や浮気、けんか。上がった気持ちがおさまってくるとともに、その深刻な結果に愕然とします。躁状態での行動を後で責任をとらないといけないと思い詰めます。

自責の念に苦しむ

躁からうつに転じたとき、自分がしたことを激しく後悔します。失った社会的信用など、後悔しても取り返せないこともあると思うと、苦しくなります。

もともとうつ状態では自責の念が症状としてあるので、その苦しさが倍増するのかもしれません。

失うものが大きい
＝
重大な病気

躁状態とうつ状態をくり返すうちに、社会的な損失も大きくなっていく。

事実に驚く

躁状態のときには正しいと信じてしたことも、後になって、周囲に迷惑をかけたと気づいたり、自分の人生にとり返しのつかないことをしていたという事実に衝撃を受ける。

本人は

覚えていないことも

症状のひどかったときにしたことを覚えていない人もいます。その期間の記憶だけぽっかり抜けているため、自己不信や自己嫌悪に陥ります。

詳細に覚えている人もいますが、なんでそんなことをしたのかはわからず、謝るしかないと思います。

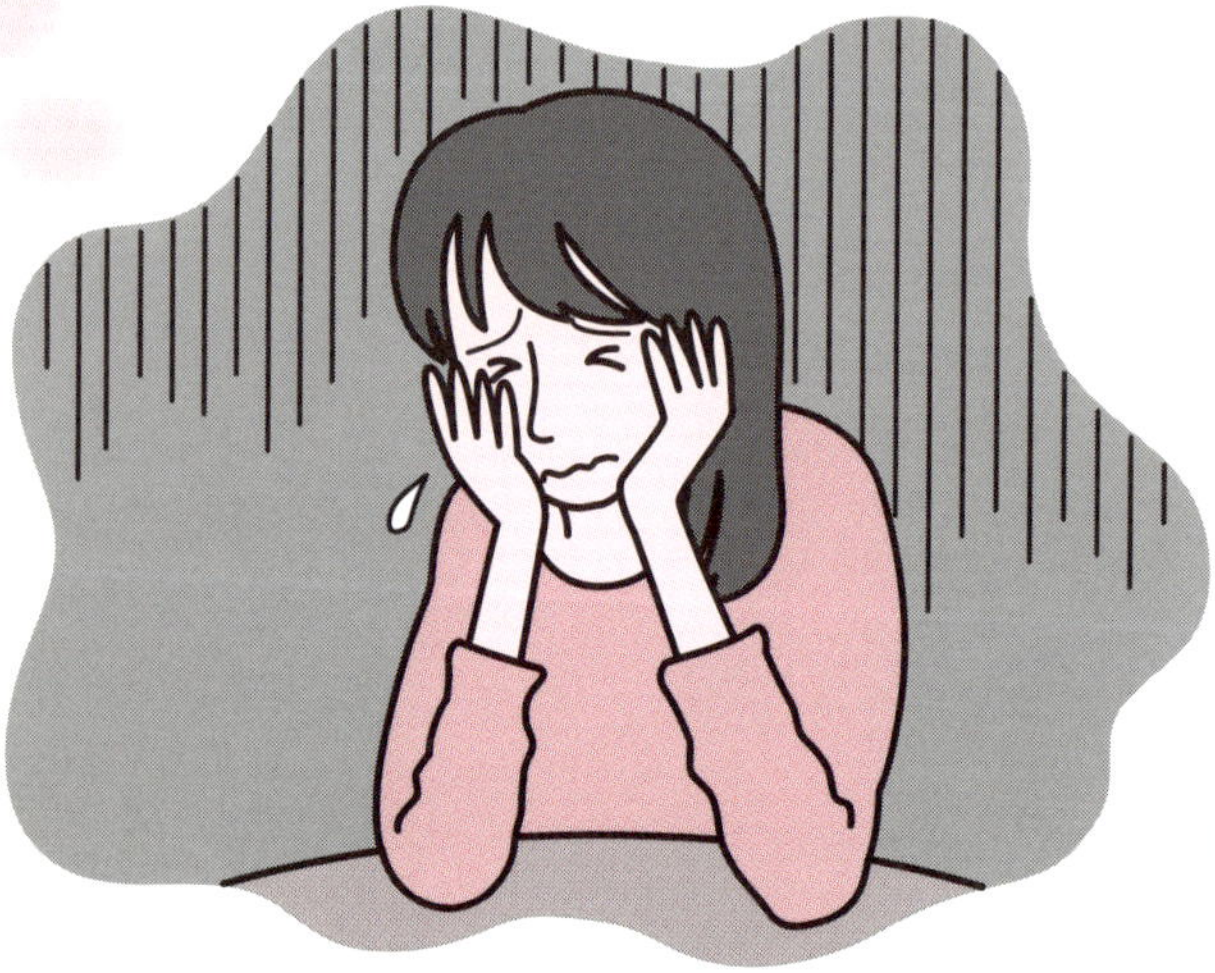

自分のしたことだから落ち込む

後悔すること

双極性障害では、多くの人がとんでもないことをして後悔した経験があると言います。

会社での失敗。明らかに自分のミスなのに認めず、「オレをナメるな」と怒鳴った

お金を使い過ぎた。カードで借金して買い物を続けた

なんであんなひどいことを言ったのか。母親の心を傷つけた

夜中に家を出て歩きまわり、数日帰らなかった。家出したことになっていた

調子にのって買わなくてもいい高額商品を買った

離婚した

家で暴れて窓ガラスを割った

夜中に眠れず、騒いで家族を起こした

周囲の目が変わった

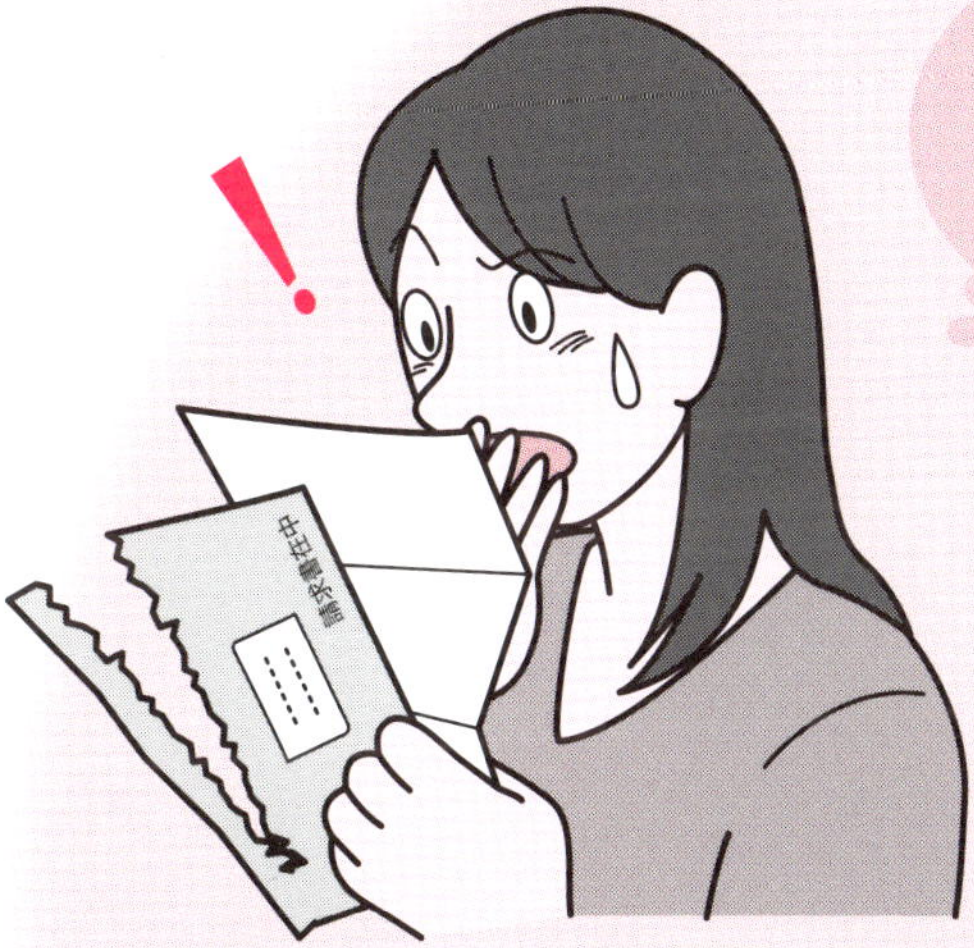

請求書を見て顔面蒼白。これからずっとこのローンを支払っていくのかと、茫然自失

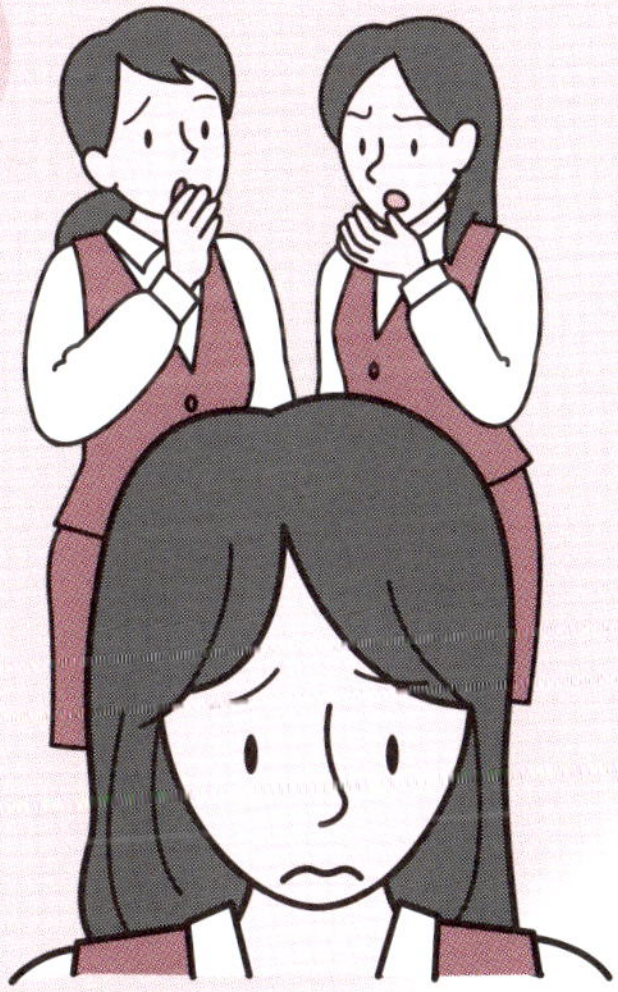

周囲の目が冷たくなったのは、自分のせいなのだろうか

「ああいう人だったのか……」

躁状態のときの言動を、周囲の人が病気だと思うことは、ほとんどない。以前から本人をよく知っていれば、様子がおかしいと気づくかもしれないが、「もともとそういう人だったのか」「本性が見えた」と思われてしまうことが少なくない。

エネルギー喪失で深い谷底に落ちる

躁状態のときの活動的な様子が一変し、うつ状態になると、エネルギーがなくなって、なにもできなくなります。気分が落ち込み、体調も悪くなります。

落ち込んだときには

うつの感じ方は人によって異なりますが、共通する点もあります。本人は、以下のように表現しています。

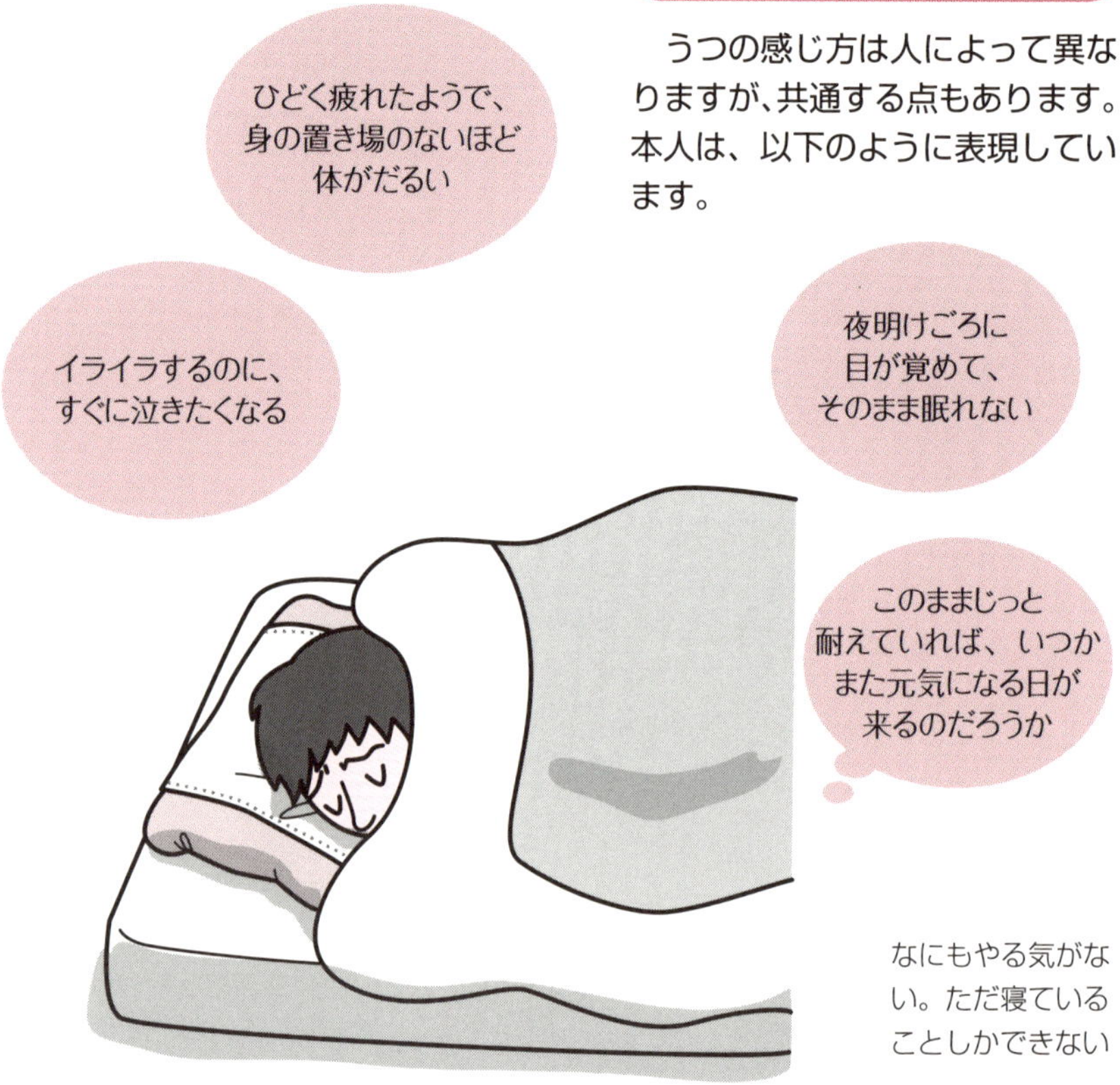
ひどく疲れたようで、
身の置き場のないほど
体がだるい
イライラするのに、
すぐに泣きたくなる
夜明けごろに
目が覚めて、
そのまま眠れない
このままじっと
耐えていれば、いつか
また元気になる日が
来るのだろうか

なにもやる気がない。ただ寝ていることしかできない

体験談　顔も洗わず歯も磨かず

うつになると体が重く、動くのがつらいのは、頭が働かないせいだと思います。ベッドの中で壁をじっと見つめたまま一日が過ぎていきます。なにもできません。

食事のときにようやく起きても、顔も洗わず、歯も磨かず、家族とも口をきかず黙って食べるだけ。ご飯の味も感じません。

本当は私、お風呂が大好きできれい好きなのです。掃除や片付けも好きで、いつ誰が来ても、きれいにしているじゃない、と言われます。

こんな姿を見せられないし、だいいち気力がわかず、うつのときには、誰にも会えません。家族も気を遣って話しかけてくれるのですが、返事も面倒です。

別人のようになにもできなくなる

双極性障害では、躁状態の後にうつ状態になる期間がやってきます。うつ状態では躁状態のときとは別人のようです。

意欲やエネルギーがなくなり、興味や喜びもなくなります。好きだったはずの趣味も手につかず、愛する家族の顔を見てもうっとうしいばかり。「なにもできない」と自分を責めます。

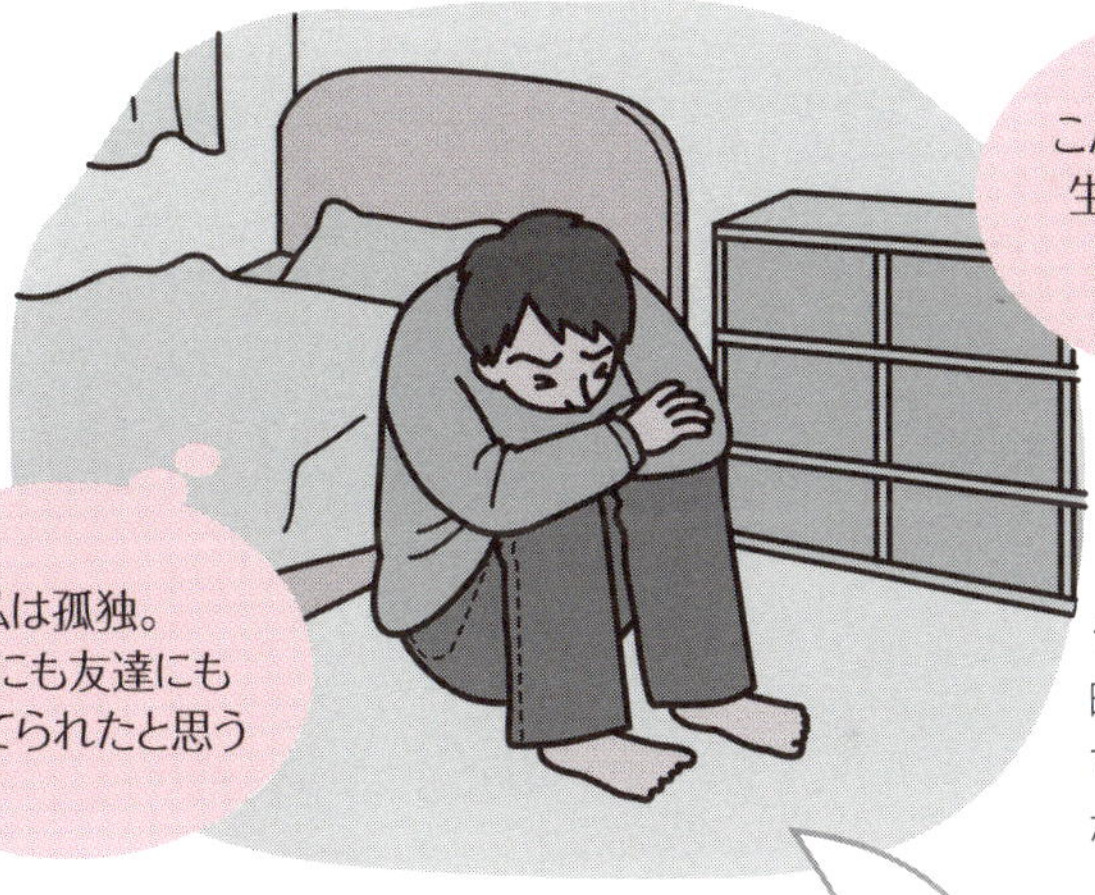

落ち着かず、いてもたってもいられない気持ちがして、焦る
ある日突然、体が動かなくなった
なにか悪いことが起こりそうで不安に満ちる
こんなに苦しくても生きていかないといけないのか
光がこわく、音がこわくて、部屋から出られない
私は孤独。家族にも友達にも見捨てられたと思う
なにも見たくない。誰にも会いたくないし話したくない

うつ状態になると、暗い部屋でじっとして、やり過ごすしかないという人もいる

うつ病のうつとは少し違う

うつ状態が現れる病気はいくつかある（P44参照）。なかでもうつ病と双極性障害は、うつの症状が同じで、区別が困難。アメリカ精神医学会による診断基準でもうつ病と双極性のうつ状態そのものの基準は共通。

ただ、二つは別の病気だし、双極性障害のうつ状態には、うつ病の薬が効きにくいことが、両者の大きな違いといえるだろう。

本人は 躁の反動のうつは苦しい

うつ病はつらく苦しい病気だと思います。とくに躁の反動でくるうつはつらい。躁状態のときが絶好調だっただけに、落差が大きいのです。躁が激しいほど、うつも激しく、長期にわたります。さらに、躁状態のときにした失敗への後悔も混じり、いたたまれません。

すごく楽しい気分も、どうしようもない苦しさも、どちらも自分ひとりに襲ってくるのですから、双極性障害は大変な病気です。

いつも死ぬことばかり考える

日本では自殺者数が多いことが、社会的な問題のひとつです。自殺に至ったとき、うつ状態であった例は多く、そのなかには双極性障害の人も含まれているはずです。

自殺者の多くはうつ状態

うつ病は自殺の直接的な原因だが、身体の病気でも、将来を悲観してうつ状態から自殺に至る例は多い。自殺の原因の陰にうつ状態があることが多いと考えてよいだろう。

自殺者の内訳

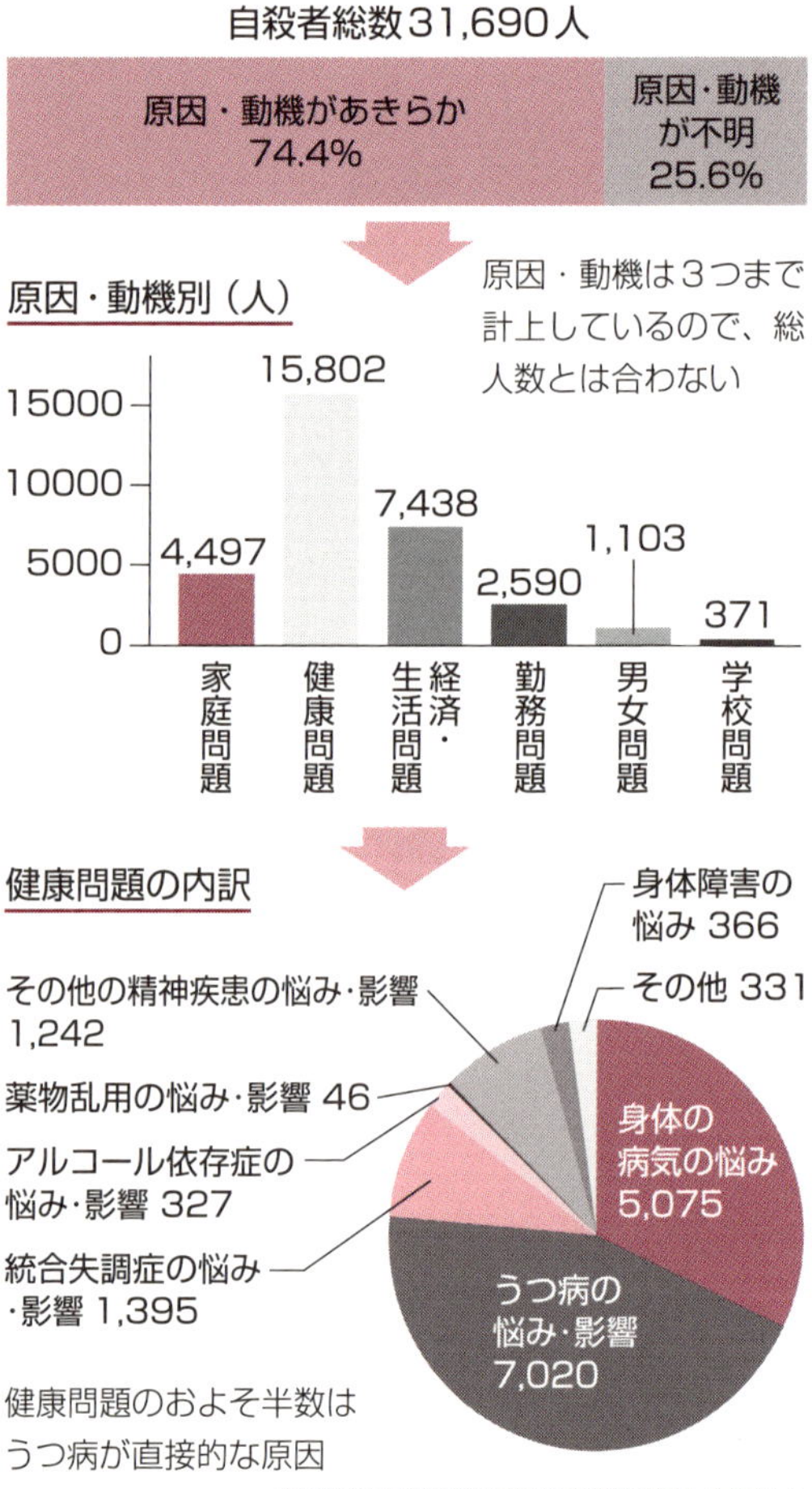
自殺者総数31,690人
原因・動機があきらか 74.4%
原因・動機が不明 25.6%
原因・動機別（人）
原因・動機は3つまで計上しているので、総人数とは合わない
15000
10000
5000
0
4,497
15,802
7,438
2,590
1,103
371
家庭問題
健康問題
経済・生活問題
勤務問題
男女問題
学校問題
健康問題の内訳
身体障害の悩み 366
その他 331
その他の精神疾患の悩み・影響 1,242
薬物乱用の悩み・影響 46
アルコール依存症の悩み・影響 327
統合失調症の悩み・影響 1,395
身体の病気の悩み 5,075
うつ病の悩み・影響 7,020
健康問題のおよそ半数はうつ病が直接的な原因

『平成22年中における自殺の概要資料』（警察庁）

躁からうつに転じたときが危険？

双極性障害は自殺のリスクが高い病気です。双極性障害の患者さんの死因では、心疾患による死亡に次いで自殺が第二位というデータもあります。*

よく、うつからの治りかけのときがもっとも自殺の危険性が高まるといわれます。しかし、実際には、やはり具合が悪いときのほうが危険です。

もっとも危険なのは、自殺を考えているときに焦燥感がある場合。そして躁とうつが混在している混合状態（P39参照）の場合です。死にたいという思いだけでなく、実行につながるからです。

＊ Obsy et al ; Arch Gen Psychiatry 58 : 844-850, 2001

本人は

- 人生をもう投げた
- 生きていてもいいことがない
- 周囲に見捨てられた
- 自分の存在を消したい
- なんのために生きているんだろう

自殺の危険性

なにより重要なのは、自殺を防ぐことです。周囲の人はリスク軽減に努め、予兆に注意し、最悪の事態を招かないようにしたいものです。

自殺の危険性を高める因子

- 自殺未遂をしたことがある
- 身近な人を自殺でなくした
- 有名人の自殺
- 経済的損失
- 本人を支える家族がいない
- 孤立

自殺の予兆

- 死にたい、消えたいなどと訴える
- 遺書を書くなど、自殺の準備をする
- 周囲の人に別れを告げる
- 身のまわりの物を整理する
- 事故が増える
- 無茶な飲酒をする

この段階で予防したい

予兆に注意し、本人の話をよく聞き、「自殺をしない」と約束してもらう。それもできない人は重症で、自殺の危険性が高い。早急に入院してもらう必要がある。

自殺行為

ひどいうつ状態になったとき、手首を切ったりしてしまう

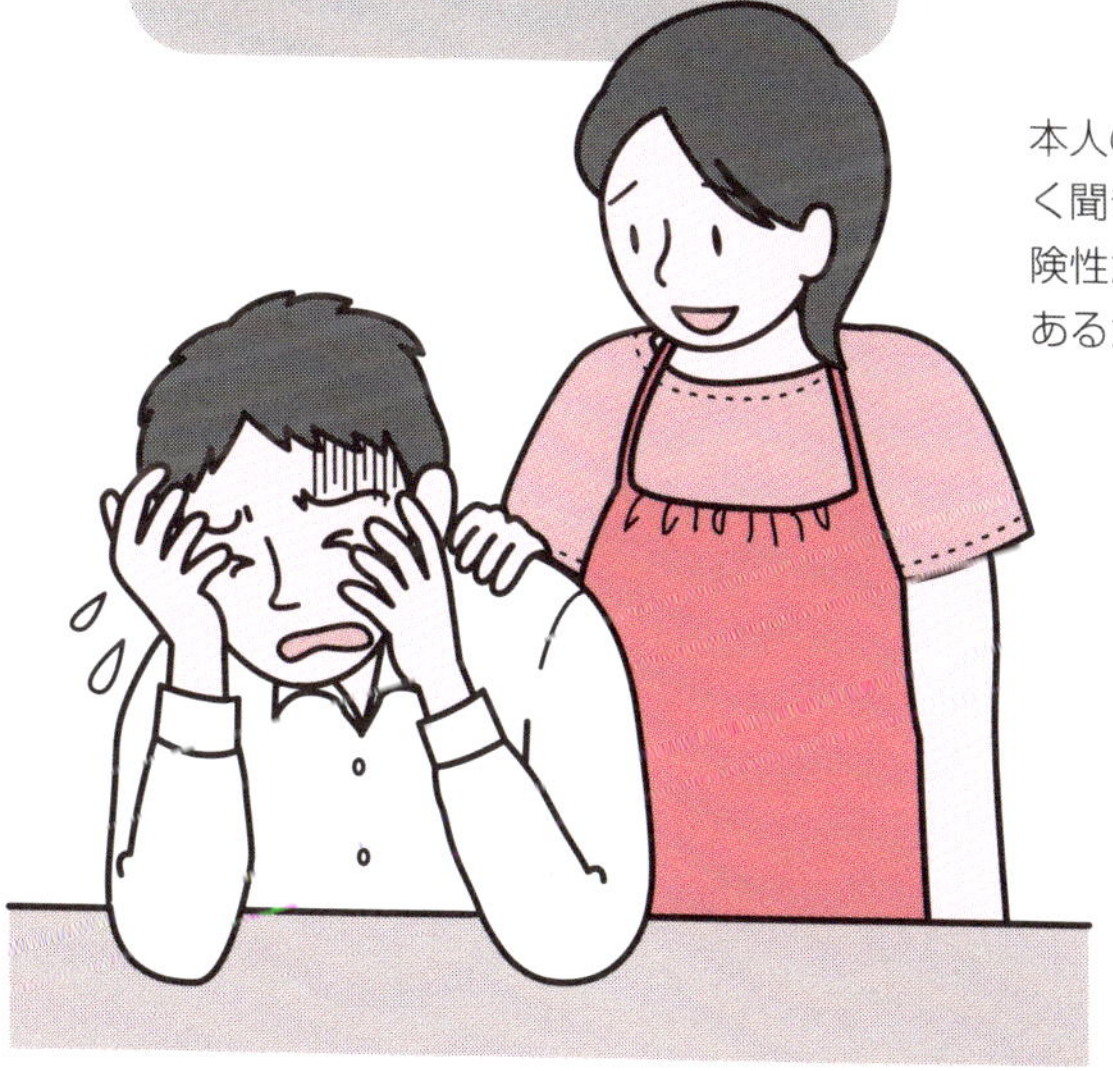

本人の気持ちをよく聞き、自殺の危険性がどのくらいあるかを推測する

春から夏は躁、秋から冬はうつになる？

躁やうつになるとき、きっかけがあったという人、ある程度の周期があるという人など、状態が変わる事情はさまざまです。季節によって気分の浮き沈みがあると感じている人も、少なくありません。

気分の変化

躁状態とうつ状態の変化は、きっかけがあると感じるかどうか、どのくらいの周期で変わるか、自覚があるかなど、人によって違います。

躁へは急に転じる

うつ状態から躁状態へは、急速に転じる（躁転）ことが多い。とくにきっかけがなくても、「朝起きたら絶好調になっていた」という人も。一方、うつへは比較的ゆっくり転じる傾向がある。

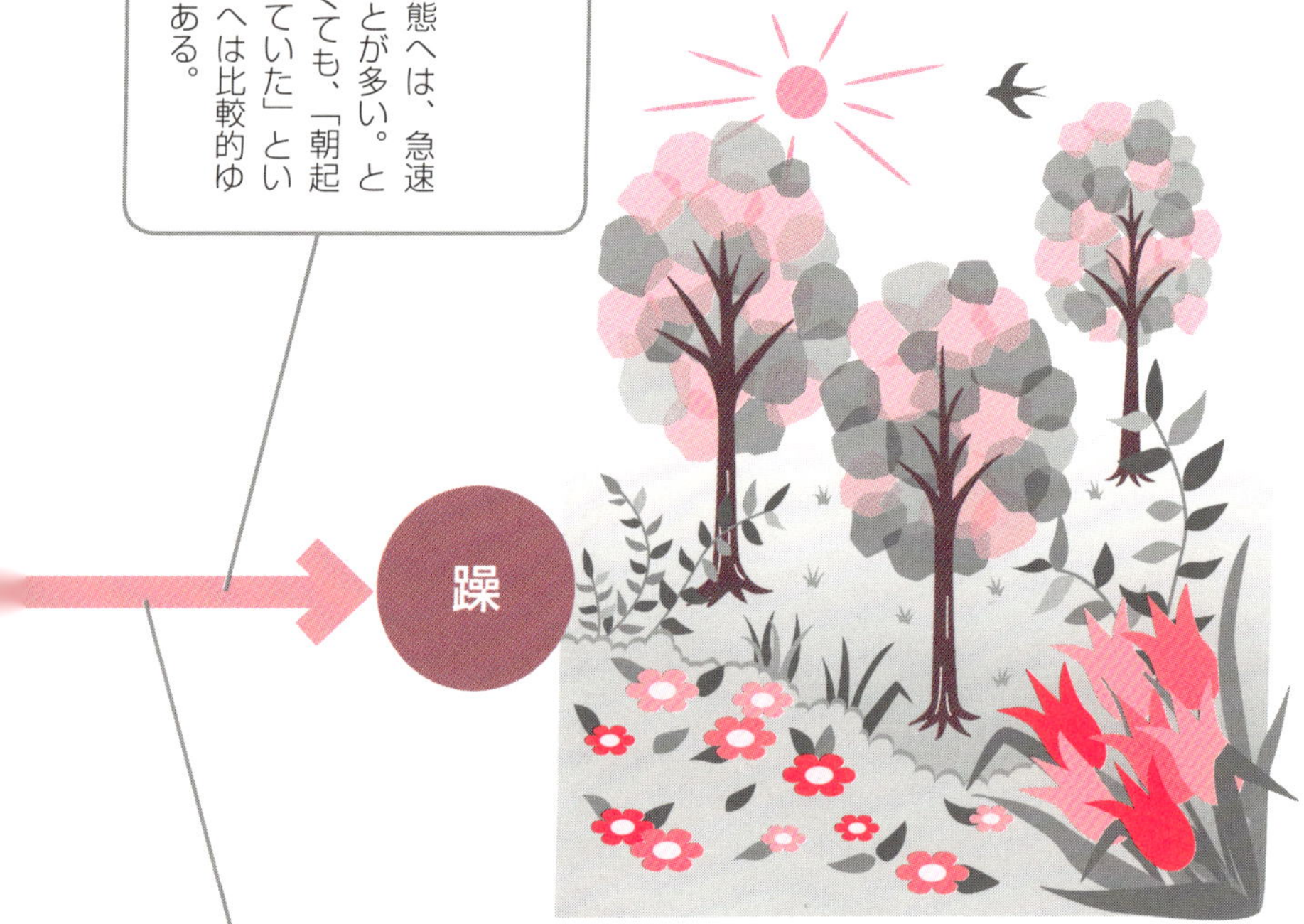

天気がよく日差しが明るいと、誰でも気分は晴れるが、躁状態になると苦しい

期間が短くなっていく

うつ状態から躁状態へ（あるいはその逆）の変化は、再発をくり返すうちに周期が短くなっていく傾向がある。治療しないと、躁とうつをくり返すラピッドサイクラー（P38参照）になることも。

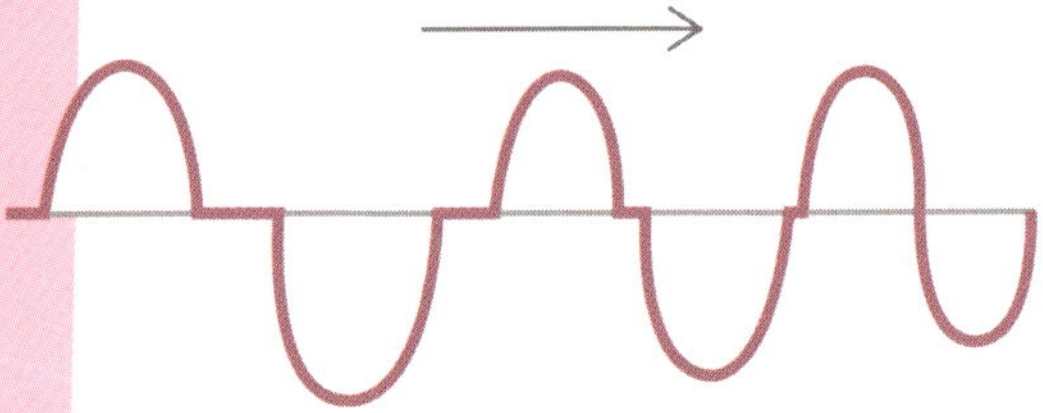

治療をしなければ、最初の発症から数年で再発し、徐々に短期間で変化するようになる

体験談

いきなりうつになることも

「なんだか楽しいな」という気分の日があります。その程度で収まればいいのですが、楽しさがとまらないと躁状態になります。

うつになるときはわかりにくいのですが、躁状態だった次の日にいきなりうつ状態がきて、朝から体が動かず、寝込んでしまうこともありました。

季節が気分に影響する人もいる

躁状態やうつ状態になるときに、なにかきっかけがあるという人はいます。

そのきっかけとして、季節を挙げる人もいます。双極Ⅱ型障害（P42参照）やうつ病では、冬にうつ状態になり、場合によっては春に軽躁状態となる、季節型を示す場合もあります。

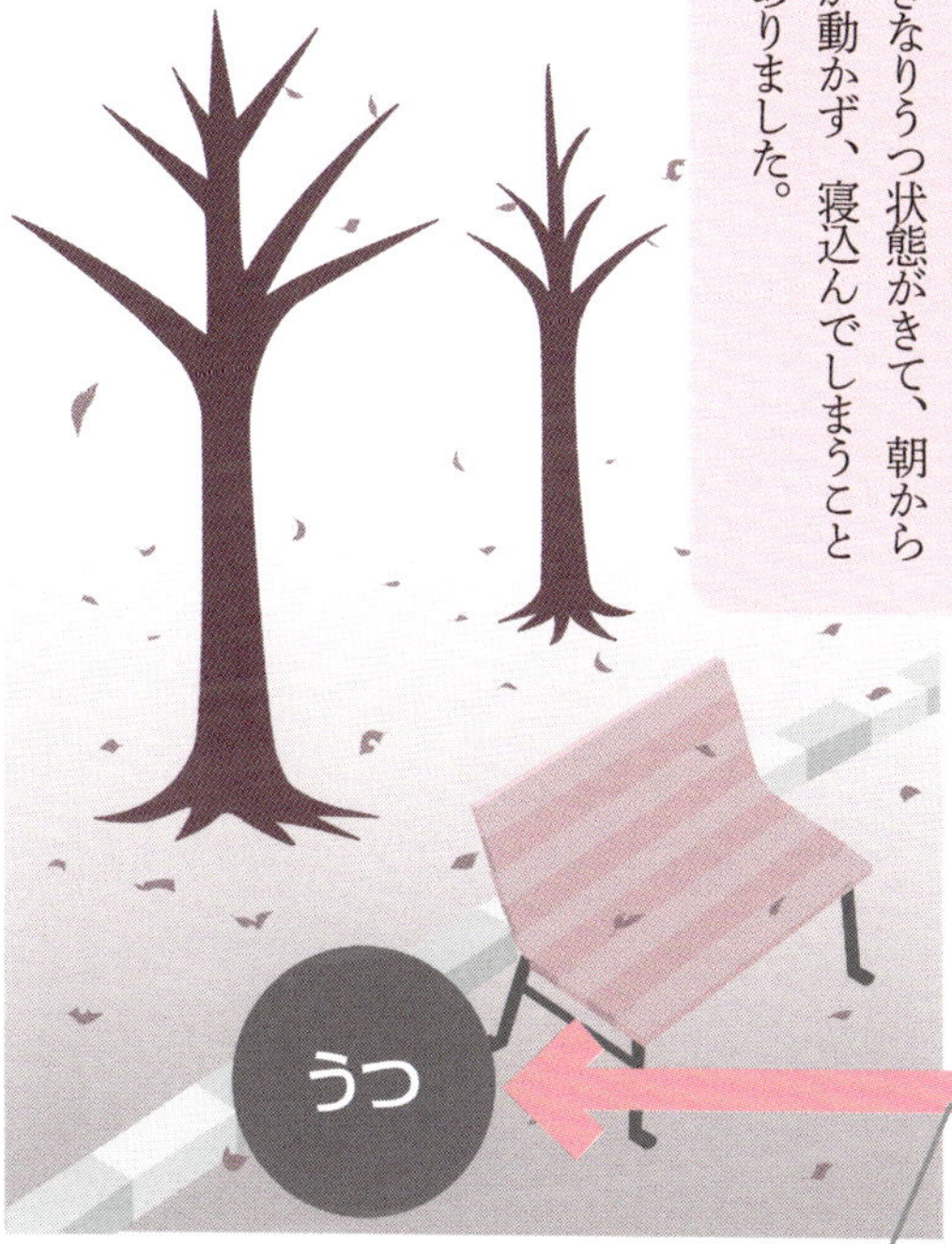

木の葉が枯れて寒さが厳しくなるときは、誰でももの悲しい気持ちになるが、動けないほどになる

薬の影響？

抗うつ薬で躁転する可能性もある。とくに三環系抗うつ薬は躁転を起こしやすく急速交代化のリスクがあるので、双極性障害には使わないのが基本。ただ、双極性障害でない人は、抗うつ薬で躁転することはほとんどない。

光療法で改善される

決まって冬にうつ状態になる人には、光療法が有効。朝に二時間ぐらい、強い光を浴びる治療法。

患者さんのなかには、通信販売で光療法の器具を購入し、使っている人もいる。「朝からエンジンがかかって動けるようになる」と言う。

本人は

天候に左右される

季節ではなく天候に左右されるという人も。快晴だと躁状態、雨や曇りの日はうつ状態だと感じます。ただ、これは医学的には証明されていません。本人がそう感じるとはいえ、病的な気分変動とは別なのかもしれません。

うつ↕躁

本来の自分がわからなくなった

躁状態とうつ状態をくり返すうちに、もともとの自分がどういう性格だったのかわからなくなったと言う人は多くいます。常に躁状態かうつ状態で、普通のときがないと自分で感じているからです。

躁かうつしかない

自分では普通の状態がなくなり、躁状態かうつ状態しかないと思ってしまいます。あらゆる言動が病気のためと考えてしまい、自分らしさを見失っています。

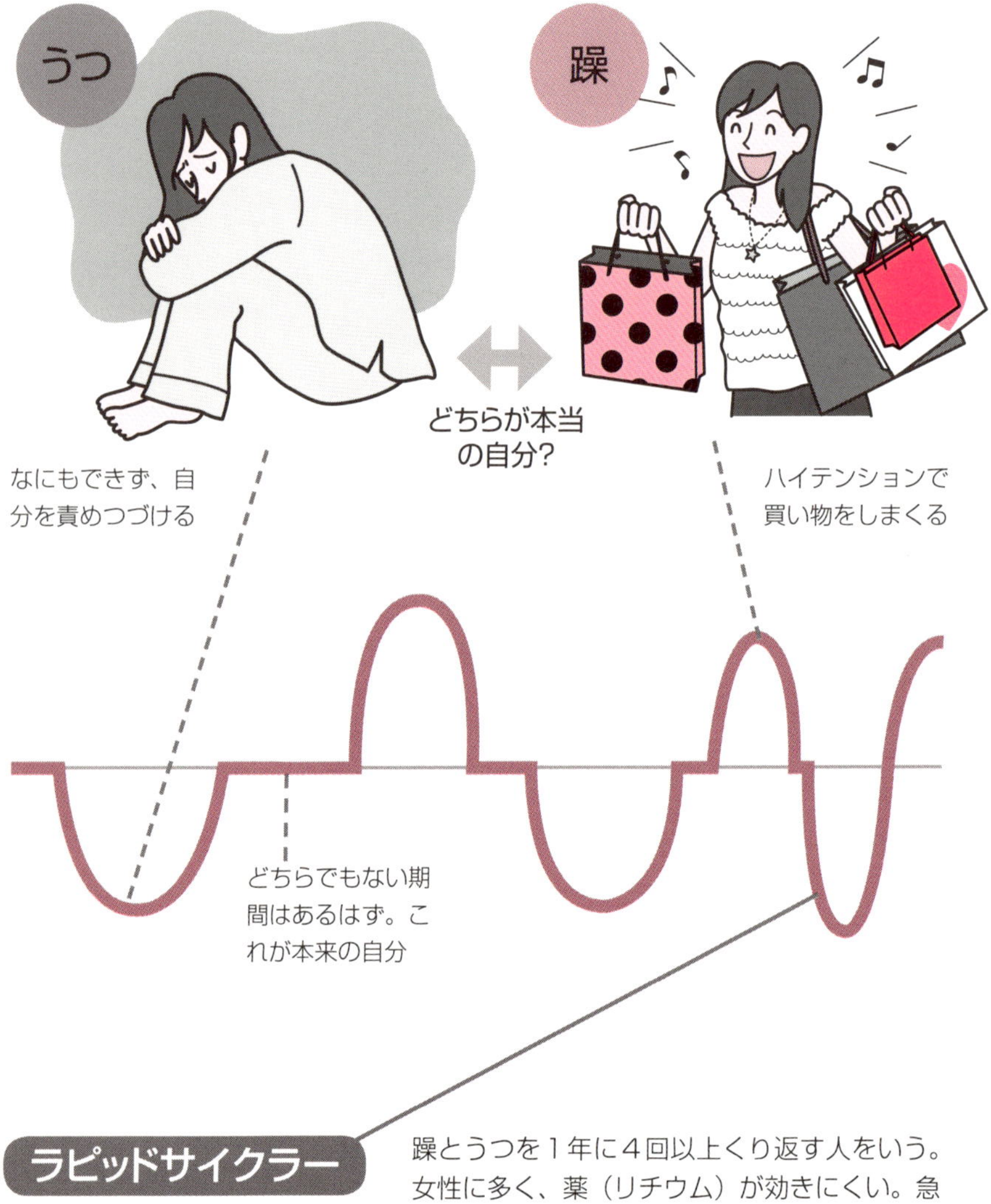

うつ
躁
どちらが本当の自分？
なにもできず、自分を責めつづける
ハイテンションで買い物をしまくる
どちらでもない期間はあるはず。これが本来の自分
ラピッドサイクラー

躁とうつを１年に４回以上くり返す人をいう。女性に多く、薬（リチウム）が効きにくい。急速交代型ともいう

躁かうつかも不明

躁状態とうつ状態が混じったような気分のときは、自分の気分をうまく表現できません。通常とは違うこうした状態を「混合状態」といいます。

転じるとき

うつ状態から躁状態へ（躁転）、あるいはその逆へ変化するとき、それぞれの特徴が混じって現れることがある

少し混じっている

躁状態なのにうつ状態の特徴が少し混じっていたり、その逆だったりするとき。うつ状態より自殺の危険性が高い

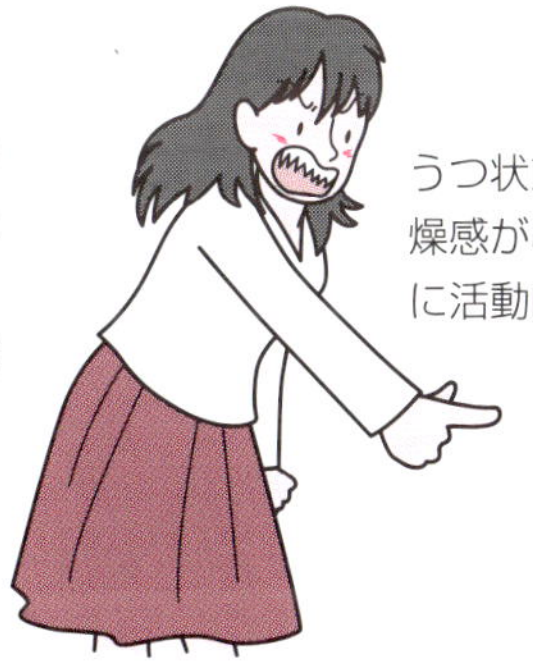

うつ状態で焦燥感があるのに活動的

不機嫌な躁状態

躁状態なのにイライラや不安が強いなど。不機嫌躁病ともよぶ（P 28参照）。混合状態とは別という見方もある

気分が変わりすぎて普通がない

躁とうつをくり返すうちに、普通の状態の期間が短くなる傾向があります。そのため、本来の自分を徐々に見失っていく恐怖感を訴える人もいます。

実際は躁でもうつでもないのに、自分の言動のすべてを病気のせいだと思い込んでしまう人もいるようです。自分は常に躁状態かうつ状態かのどちらかだと感じてしまうのです。

本人は

これは病気が言わせている？

イライラして他者を傷つけるようなことを言い、自分でもどうしてこんなことを言ったのかと驚くことがあります。

もともと私の思考のなかにあった極端なものが表に出ただけなのか、躁状態になっていて、思ってもいないことが出てきたのか、わからないのです。

身体の症状

うつでも躁でも睡眠障害に苦しむ

双極性障害では体調の感じ方も変化します。うつ状態では倦怠《けんたい》感、疲労感、食欲不振などを訴えます。躁状態では、むしろ体調が悪くても感じません。どちらにも共通するのは睡眠障害です。

うつの場合

双極性障害のうつ状態は、大うつ病より、身体症状が少ないといわれます。それでも睡眠障害はあります。寝つけないうえ、早朝に目が覚めてしまいます。

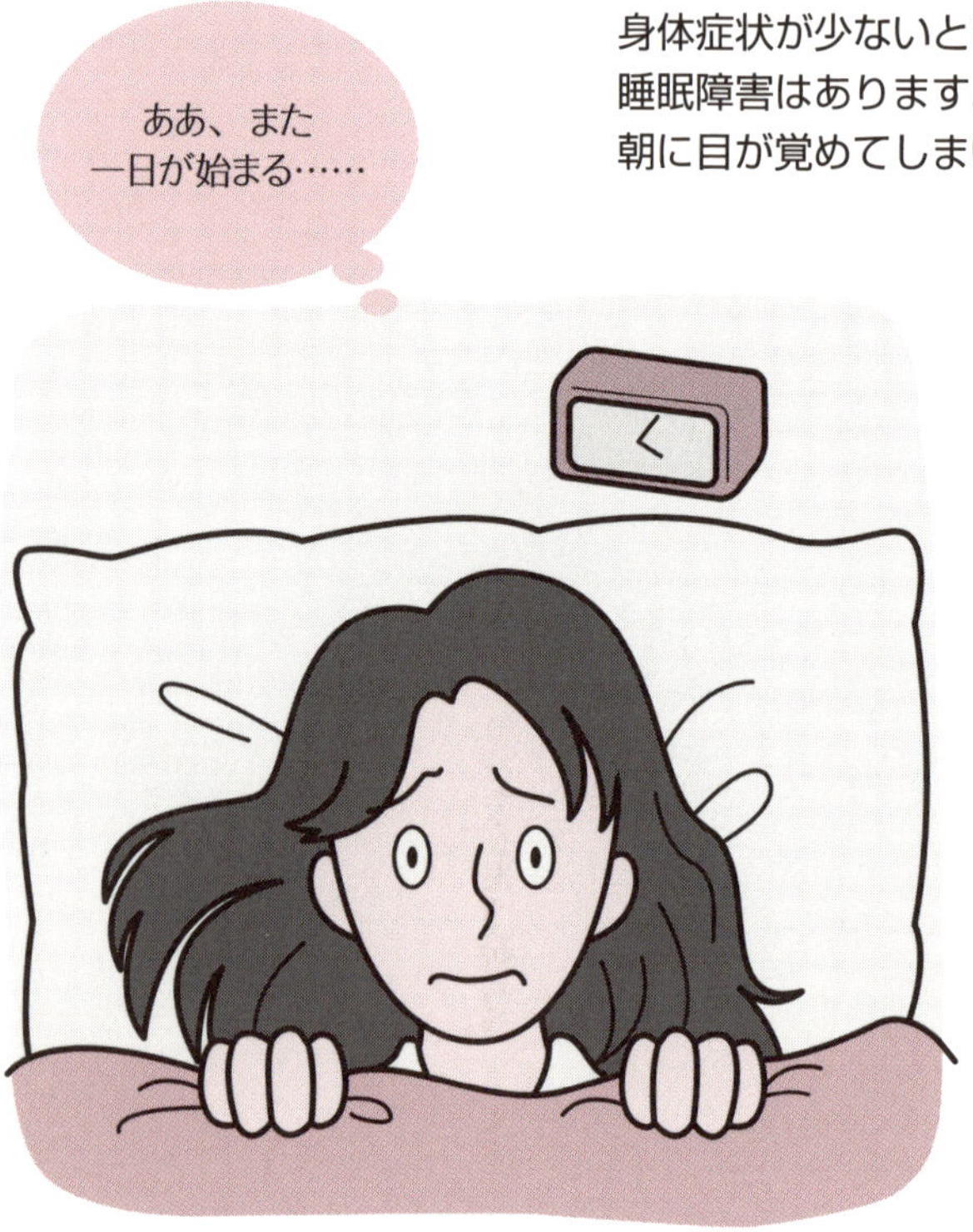

早朝覚醒

暗いうちに目が覚め、あれこれ考えてしまって、もう眠れない。

だるくて体は起きられず、布団の中で悶々とする

体験談

薬とお酒で意識を失う

うつのとき、三種類もの睡眠薬を飲んでいました。それだけ飲まないと早朝に目が覚めてしまいます。睡眠薬なしでも平気という人もいるのに。

そんな状況が五〜六年も続いたころでしょうか。その日は薬を飲んだのに眠れなくて困ったので、夜中に起き出してお酒を飲みました。途中から意識がなくなり、気がついたら朝、床に寝ていて、体がすごくだるくて、あちこち痛くなっていました。

薬とお酒は危険かな、と思ったのですが、眠れないことが恐怖でした。診察のとき先生が「眠れますか」と聞くので、眠らないと悪いことのように感じていたのかもしれません。

睡眠三時間。しかし状況はそれぞれ

躁状態でもうつ状態でも睡眠障害は共通です。睡眠時間は二〜三時間という日が続いたりします。

しかし、その状況は少し違います。うつ状態では眠れないのですが、躁状態では寝ないのです。うつ状態では一日布団の中で過ごしても眠れないのですが、躁状態のときには興奮して動きまわり、布団で横になる時間も減ります。

睡眠障害は、躁状態やうつ状態が発症した目安にもなります。また、徹夜は躁状態を発症するリスクになります。

躁の場合

本人は身体症状をあまり感じていません。睡眠障害があって、ほとんど寝ていなくても、平気です。そんな自分がわかっていて「眠れない」と訴える人もいます。

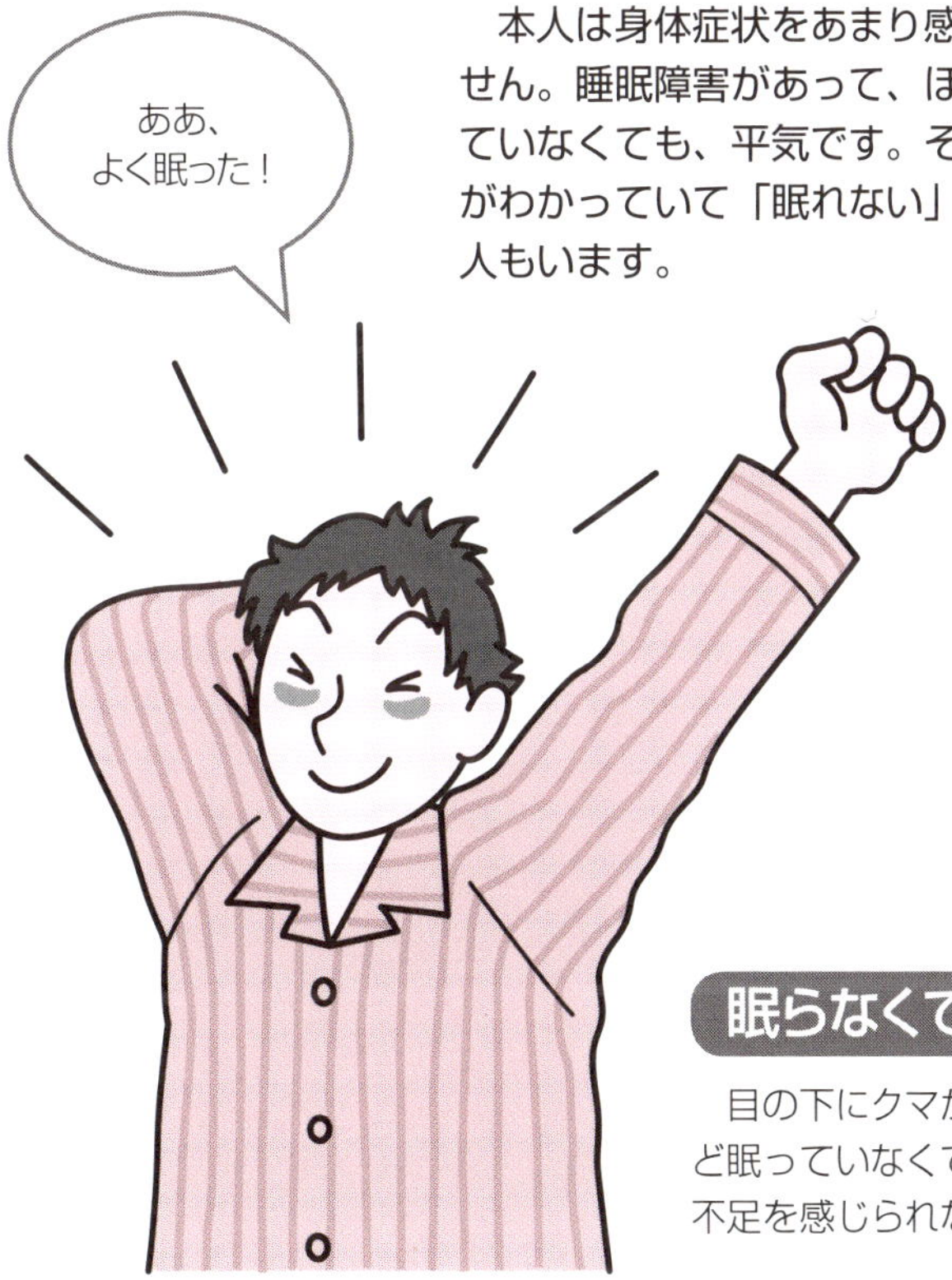

眠らなくて平気

目の下にクマができるほど眠っていなくても、睡眠不足を感じられない。

体調の感じ方

躁状態、うつ状態のときには、体調の感じ方にも特徴が現れます。

食欲

うつ状態のとき、食欲不振の人が多い。体重は減る。季節型の人では過食の傾向もみられる

疲労感

うつ状態ではひどい疲労感がある。体がまったく動かせない。躁状態では疲れを知らず動き回る

痛み

躁状態では痛みも感じにくくなる。ケガをして血を流していても本人が気づかなかったりする

解説

双極性障害にはⅠ型とⅡ型がある

うつ状態は共通。躁状態が違う

双極性障害は、躁状態とうつ状態をくり返す病気です。一般にいわれる「うつ病」は、うつ状態だけがある別の病気です。

病気によるうつ状態は、日常的にある単なるうつ気分とは違い、もっとつらく重い気分です。

多くの患者さんがうつ状態のときに受診してきますが、うつ病のうつ状態と双極性障害のうつ状態は、簡単には見分けられません。

躁状態はその程度によって、躁と軽躁とに分け、Ⅰ型とⅡ型の診断基準にしています。うつ状態は共通です。

特徴

- 以前は躁うつ病とよばれていた
- 躁状態とうつ状態をくり返す
- 20代～30代で発症
- 診断が難しい
- 再発が多く、その間隔は短くなっていく
- 再発によって社会的、経済的、人間関係などの損失が大きい

重大な病気

躁の重症度

躁

ほうっておいたら本人の人生に重大な影響を及ぼすほどの、激しい症状が7日以上続く

軽躁

周囲には気づかれるが、周囲も本人もそれほど困らない程度の、高揚した気分が4日以上続く

躁と軽躁の状態は、重症度が違う

■双極性障害のタイプ

Ⅰ型

激しい躁状態が一度でもあったらⅠ型と診断される。寝ないで動きまわり、しゃべりつづけるなど、活動的。本人は絶好調で万能感や高揚感に満ちている。アイデアがわき、思考の収拾がつかなくなる（観念奔逸《ほんいつ》）。重症では妄想や幻覚も。社会的な損失など、影響が大きいため入院が必要。

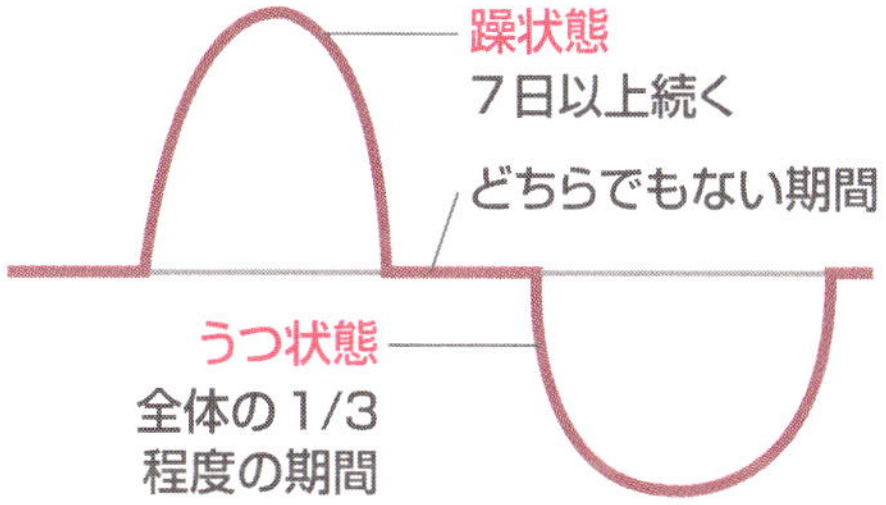
躁状態
7日以上続く
どちらでもない期間
うつ状態
全体の 1/3
程度の期間

Ⅱ型

軽躁状態とうつ状態がある。うつ状態はⅠ型より重く長い。また、自殺の危険性もⅠ型より高いとされる。診断名が双極性障害になって以来、Ⅱ型と診断される患者さんは増えている。軽躁状態に気づかれず、うつ病と診断されていることもあるが、効く薬が違うので、区別する必要がある。

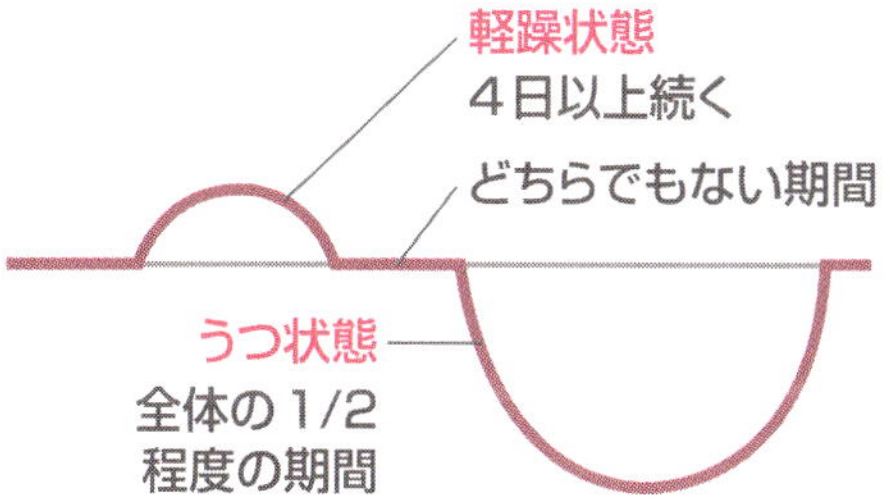
軽躁状態
4日以上続く
どちらでもない期間
うつ状態
全体の 1/2
程度の期間

■うつの中核症状

抑うつ気分

日常的なうつ気分とは別。ずっとつらく重い。意欲がなくなり、筆舌につくしがたいような、いやな気分が続く

興味・喜びの喪失

好きだったはずのことすべてに興味を失い、なにをしても楽しい・うれしい気分がない。そんな自分を責めつづける

うつ状態には上記の２つの中核となる症状がある

COLUMN

双極性障害の周辺の病気

うつ病

抑うつ気分と興味・喜びの喪失の二つの中核症状のどちらかがあって、無気力、自責の念、決断力や集中力の欠如などの症状を含めて五つ以上があり、それらが二週間以上続いていると、うつ病と診断されます。一〇人に一人はかかるといわれるほど、患者数が多い病気です。

非定型うつ病

最近増えているうつ病で、典型的なうつ病とは違うタイプです。抑うつ気分はあっても、よいことがあると気分は改善します。気分が変化しやすく、他者からの評価に過敏に反応し、拒絶されることをおそれます。過眠、過食、鉛のような疲労感など、身体的な症状もあります。二〇代〜三〇代に多いようです。

気分変調症

うつ病より症状は少ないけれど二年以上にわたって抑うつ気分などが続いている場合です。うつ病より軽症とはいえず、症状じたいはつらく、社会的な支障も小さくありません。かつては性格の問題が重視されてきましたが、薬物療法と精神療法で改善されることがわかってきました。

双極スペクトラム

医学的な診断名ではありません。うつ病と診断するしかないけれど双極性障害の可能性が高い場合、双極性障害に準じた治療をすることも検討されます。

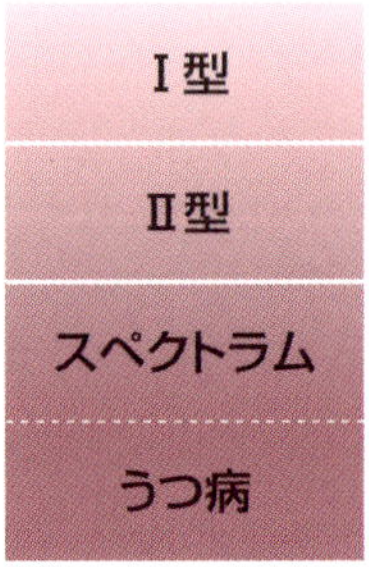

うつ病と診断されている人のなかには双極性障害予備群の人が含まれている

3
病気を理解し、治療法を知る

いつまでも診断時のショックを
ひきずってはいられない。
病気になったのは現実。だったら、どんな病気で、
どうすれば治るかを考えるほうが、よほど建設的だ。
自分にできることは、なんだろう。

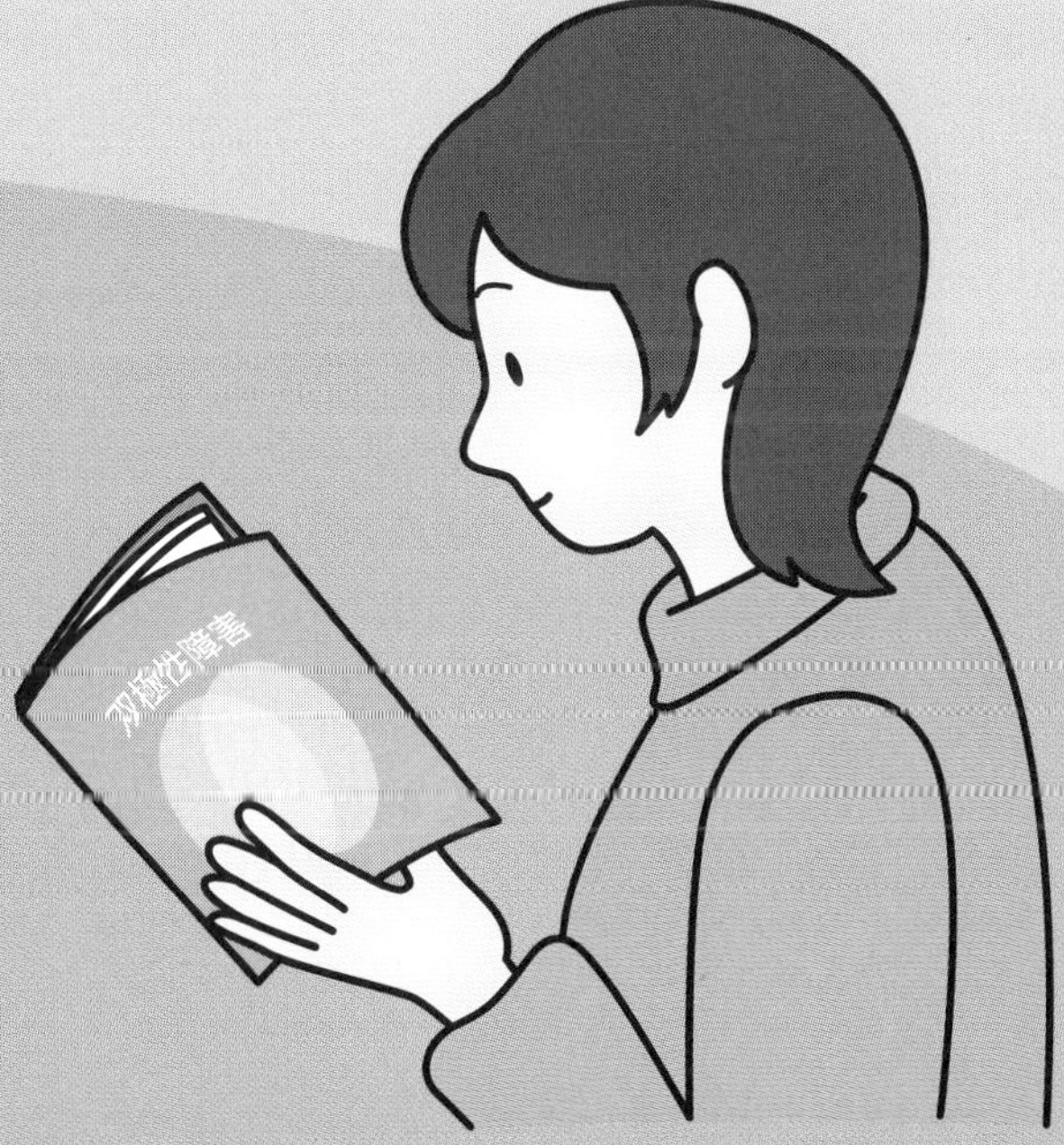

抵抗感

双極性障害になった自分という存在

「躁状態は単に元気がよかっただけ。たしかに気分が落ち込むことはあったけど……」。「精神疾患」になってしまったという事実が受け入れられず、その現実から逃げたいと思います。

反発と自己否定

病気の診断や医師に反発し、病気になった自分を否定します。

「双極」の「障害」？

双極性障害は、気分が上がったり落ち込んだりするという、２つの極がくり返し現れ、社会生活面などで障害を伴う。

診断

診断された病名にショックを受ける。ようやく正しい診断にたどりついたと、ほっとする気持ちもある

反発

躁状態といわれたけれど、自分は言うべきことを言っただけ。双極性障害といわれても納得できない

先生の診断は本当なのだろうか。間違い、ということはないのか

私はうつ病で、躁状態は薬が効いているせいだと思っていた

双極性障害と言われたが、そのような病気は聞いたことがない

同じ診断名になるか、別の医師にもみてもらおう

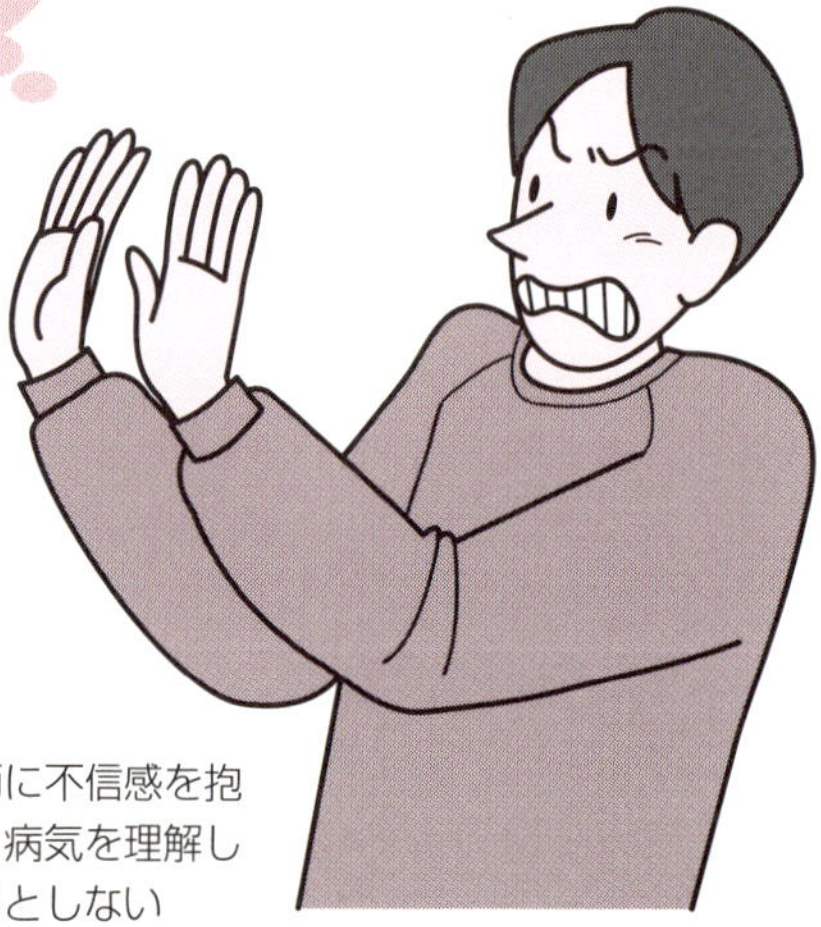

医師に不信感を抱き、病気を理解しようとしない

多くの人は反発し、否定する

双極性障害と判明するまで、多くの人はうつ病と診断されていました。自覚症状もあったし、うつ病ならよくある病気だと納得していたところ、躁状態が現れて双極性障害と診断が変わります。躁状態のときには自覚がないせいもあって、その診断名に疑問をもったり、反発したりして、なかなか受け入れることができません。

自己を守ろうとする自然な反応

誰にでも、つらいことや悲しいことから無意識のうちに心を守ろうとする「防衛機制」があります。葬式で躁状態になる「躁的防衛」、つらくて不快な感情を意識から排除する「抑圧」、子ども返りをする「退行」がその例です。

依存的になったり、他者を責めてしまう人もいます。

P48へ

受容

自己否定

本人は、病気をもっている自分を愛することができない

再発

双極性障害としての治療をおこなわないと、ほとんどの人が再発する

まだ本人にも、世間一般にも精神障害への偏見があるのは事実。多くの人は落ち込む

落ち込む

自分の暗い部分を好きになれない

一生薬を飲まなくてはいけないのか

今、ここから、逃げたい

これは病気ではなく「障害」なんだ

なんで私がこんな病気になったのか

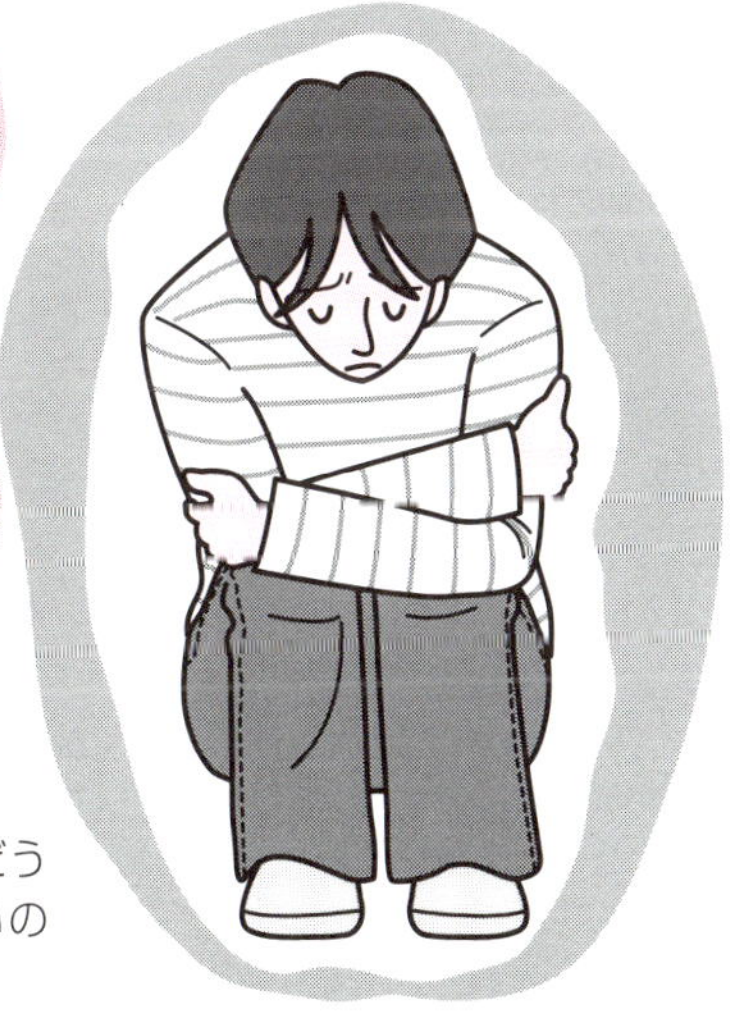

これから自分をどうしていけばいいのか、わからない

病気を受け入れていこうと覚悟する

病気を受け入れられず、翻弄《ほんろう》されつづける人がいます。一方、冷静に受け入れ、病気を理解しようとする人もいます。早期から受容に至った人のほうが、その後の経過は良好のようです。

受容と理解が第一歩

診断のショックや混乱から立ち直り、病気である自分を受け入れる気持ちになってくる。双極性障害になった事実から逃げずに向き合っていこうとする。また、病気を理解するうちに、これは簡単な病気ではないとわかる。

じつはここが治療のスタートライン。今後の対策を立て、実践していく動機になる。

重大な病気です

適切な治療をしないと再発し、社会的にも大きな損失を被る。

本人にとって大切なものはなにかを考え、それをなくした場合を想像すれば、いかに適切な治療が重要か、わかるだろう。

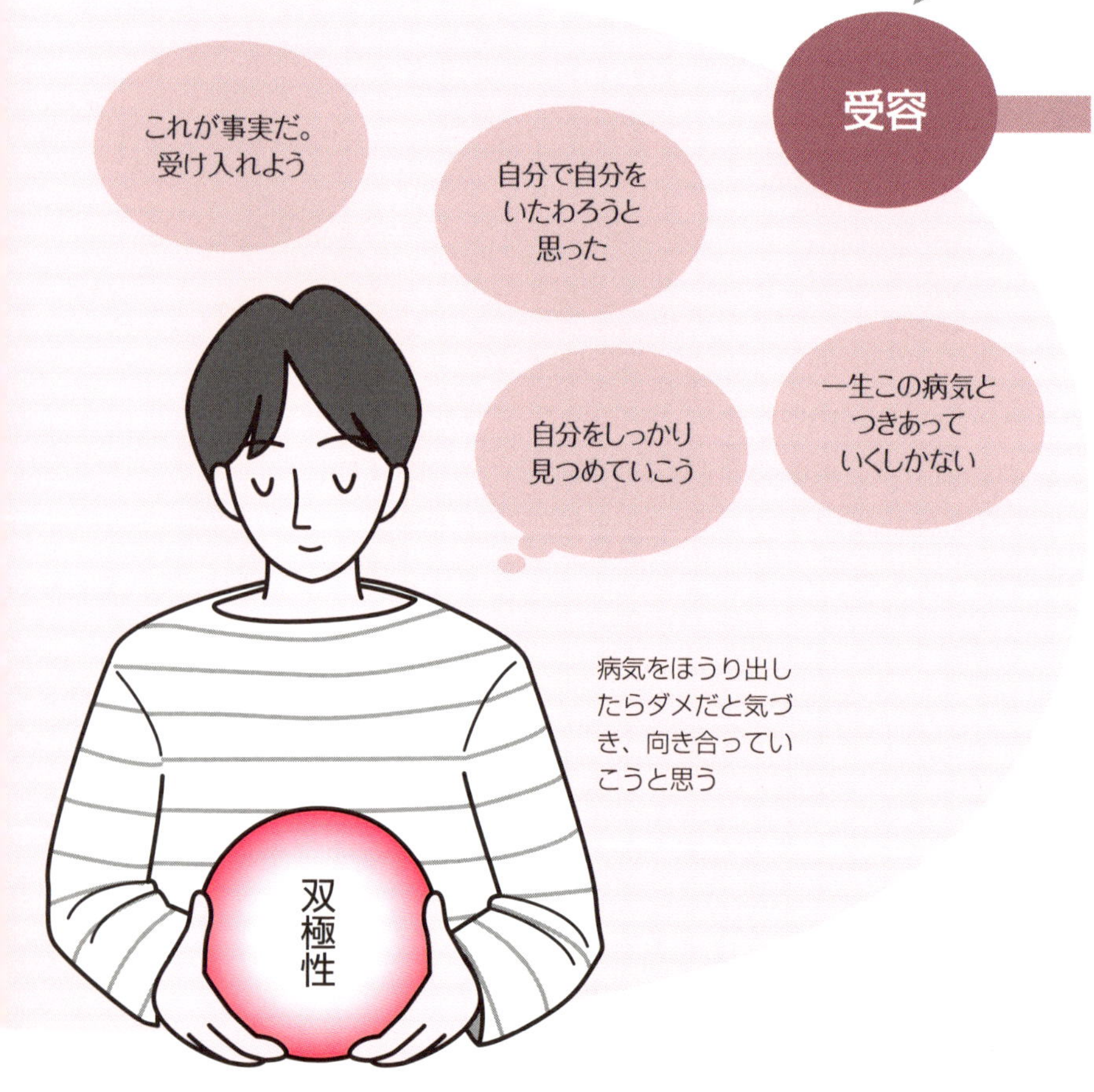
受容
これが事実だ。受け入れよう
自分で自分をいたわろうと思った
一生この病気とつきあっていくしかない
自分をしっかり見つめていこう
病気をほうり出したらダメだと気づき、向き合っていこうと思う
双極性

軽く考えない

双極性障害は症状がおさまるとまったく普通。そのため、躁状態のときを「元気があり余っただけ」「むしろ好調だった」などと軽く考えて、治療も怠りがちに。

心がまえ

本人がもってほしい心がまえは次の二つ。

体の病気と違いはないと思う
高血圧や糖尿病などと同じ。薬や暮らし方でコントロールしていけば、普通に暮らせる。

自分にとってのストレスを知る
ストレスは原因ではなく、悪化要因。自分にとってのストレスはなにかを知り、対処法をもつ。とくに徹夜は厳禁。

再発予防

自己コントロールを身につけよう。→P76〜80参照

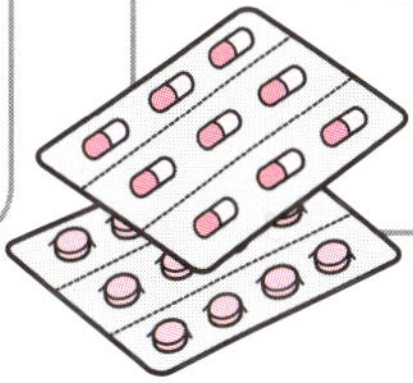
薬はかならず飲みつづける

落ち込みから徐々に立ち直る

反発、自己否定の後に、ようやく病気と、病気である自分を受容する心境になっていきます。

これはあきらめではありません。病気を受け入れ、理解し、自己コントロールしていこうという積極的な思考です。覚悟といってもいいかもしれません。じつはここがスタートライン。受容と理解から治療は始まるのです。

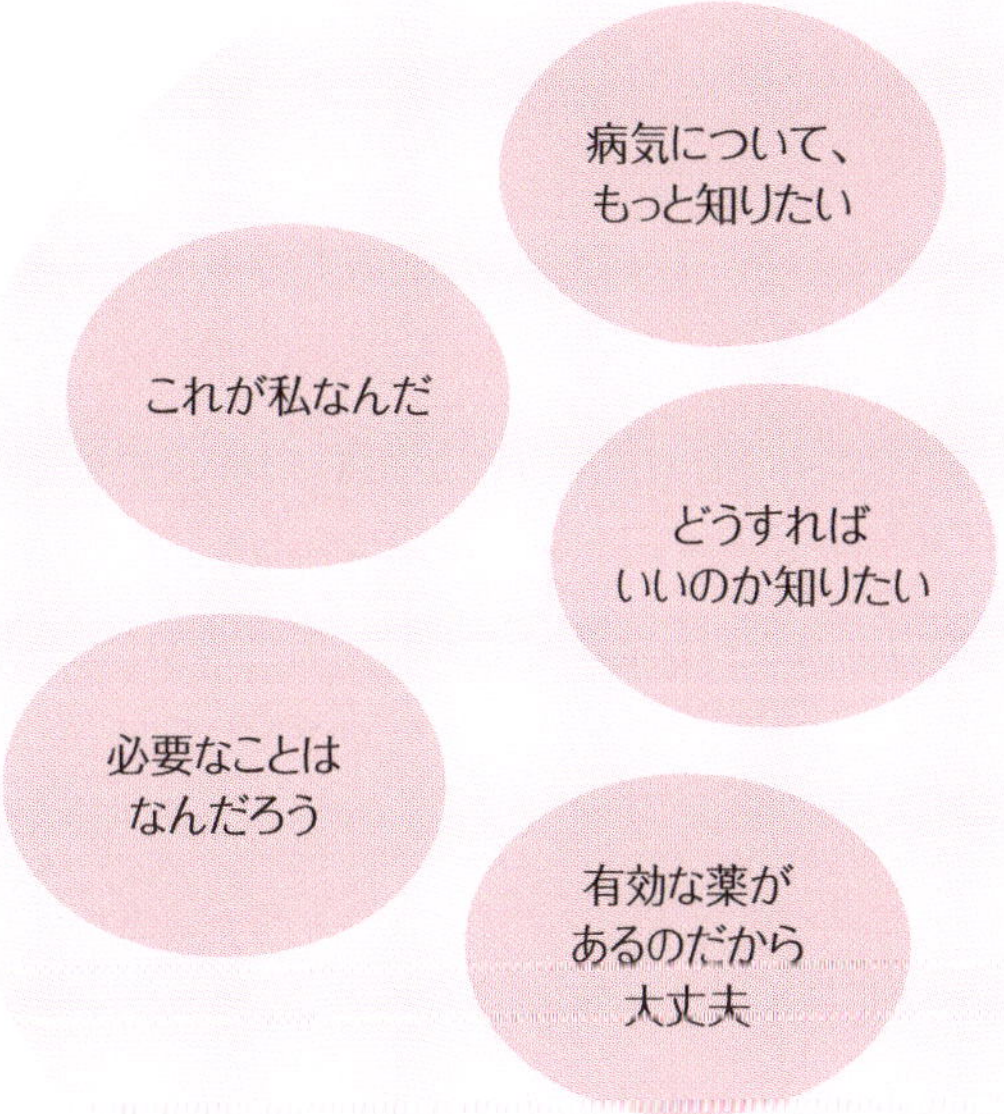
病気について、もっと知りたい
これが私なんだ
どうすればいいのか知りたい
必要なことはなんだろう
有効な薬があるのだから大丈夫

体験談　自分への見方が変わった

双極性障害と聞いたときは衝撃を受けました。その前はうつ状態で、周囲の人から「怠けるな」「甘えるな」と言われつづけていました。私も、自分がそういう人間だと思っていて、開き直って自暴自棄になっていたようです。

でも意欲が出なかったのは病気だったからなのですね。自分への見方が少し変わりました。

最初にしたのは、病気の情報集め

徐々に病気を受け入れられるのは、診断にショックを受け、否定したり落ち込んだりした後。まず最初は、病気や治療法についての情報集めです。

まずしたこと

双極性障害だとわかり、混乱する人もいますが、落ち着いてくると、まず情報を得ようとします。

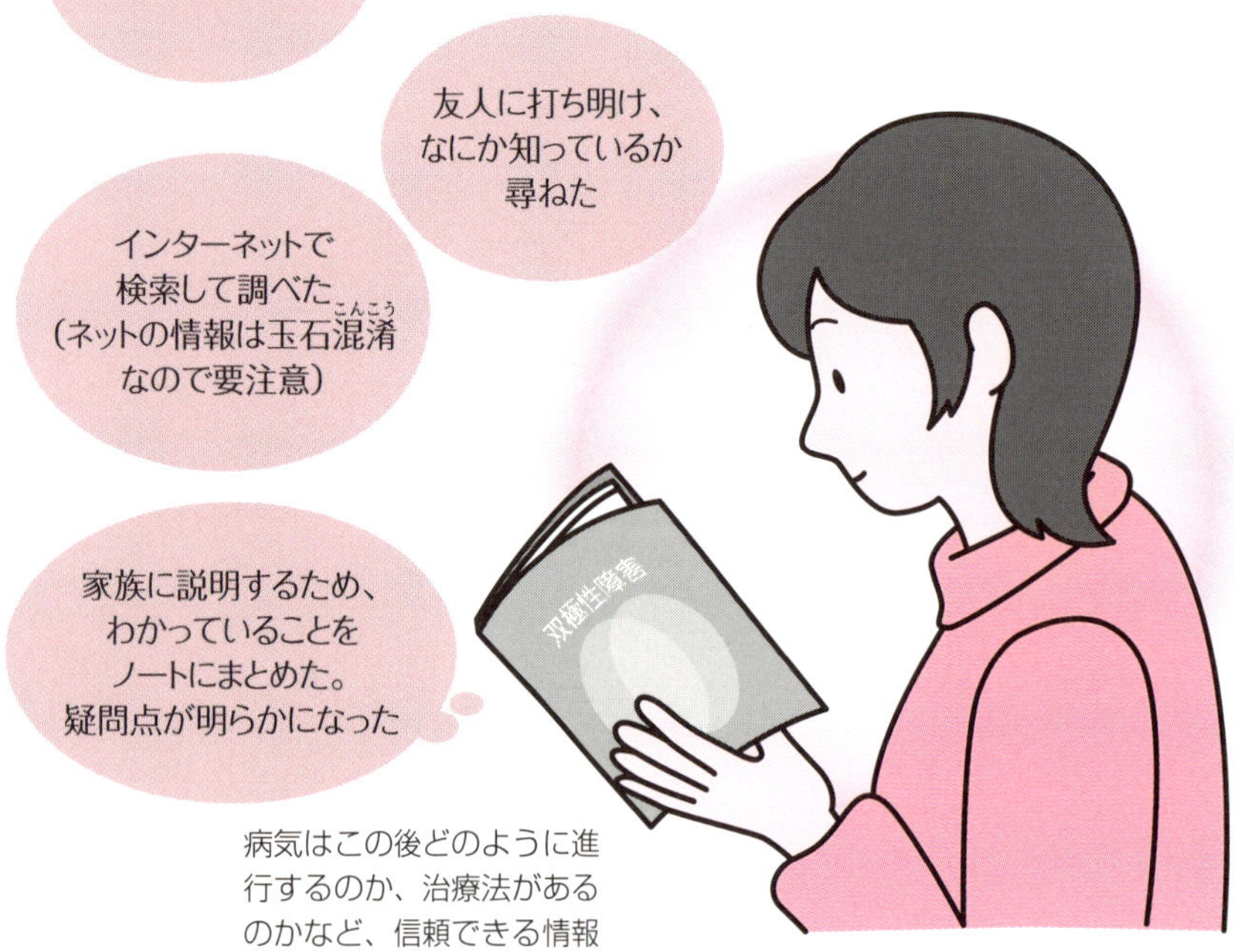
本を買ってきて読んだ
友人に打ち明け、なにか知っているか尋ねた
インターネットで検索して調べた（ネットの情報は玉石混淆《こんこう》なので要注意）
家族に説明するため、わかっていることをノートにまとめた。疑問点が明らかになった
双極性障害

病気はこの後どのように進行するのか、治療法があるのかなど、信頼できる情報源で調べよう

医師からぜひ伝えたいこと

双極性障害と診断された当初は、一生この病気とつきあっていかないといけないのか、薬が手放せないのか、と落ち込むでしょう。たしかに慢性の病気ですが、体の病気にも慢性病はたくさんあります。その点では、双極性障害だけが特別ではないのです。

むしろ治療法がわかっている病気のひとつといえます。定期的に通院し、薬さえきちんと飲めば、日常生活を送ることは可能です。「なんだ、高血圧や糖尿病と同じじゃないか」と前向きに受け取れる時期が早ければ早いほど、再発予防の準備も早期からでき、後々の損失が少なくなります。

ただ、本人の取り組みが肝心。医師は伴走者のような役割です。

理解したこと

自分なりに調べ、ごく基本的なことがわかってきます。

病気についてもっと知るべき。医師や社会は、手助けをするだけで、自分で勉強しないと

昔からある病気なんだ

心の病気ではなく、脳の病気

有効な薬が次々と登場している

ネットで見て、この病気で苦しんでいるのは、私だけではないことがわかった

本人にとって、重要ポイント

精神疾患は、ともすれば「気のもちよう」と誤解されがち。しかし、双極性障害は心の悩みではない。周囲の人には、気持ちの問題でどうにかなる病気ではない、ということをわかってほしい。

病気を、自分を、もっと知りたい

双極性障害は、以前は躁うつ病と呼ばれていました。そのため、この病名を初めて聞いたという人もいます。どんな病気なのか、治療法はあるのかなど、次々に心配なことが出てくるかもしれません。

病気についての情報は本やネットでも調べられますが、わかりにくいことは医師に直接聞くなどして、なるべく正確な知識を得るようにしましょう。

疑問をもったこと

発病した当初は、いろいろな疑問がわいてきます。

カウンセリングだけで治らないか

障害と病気はどう違うのだろう

治療法は私に合っているのか

○○療法を受けたいが、どうしたらいいのか

いずれ解決する

治療が進むうちに、疑問の多くは解決していく。あるいは医師に直接尋ねてもいい。

解説

双極性障害は心ではなく脳の病気

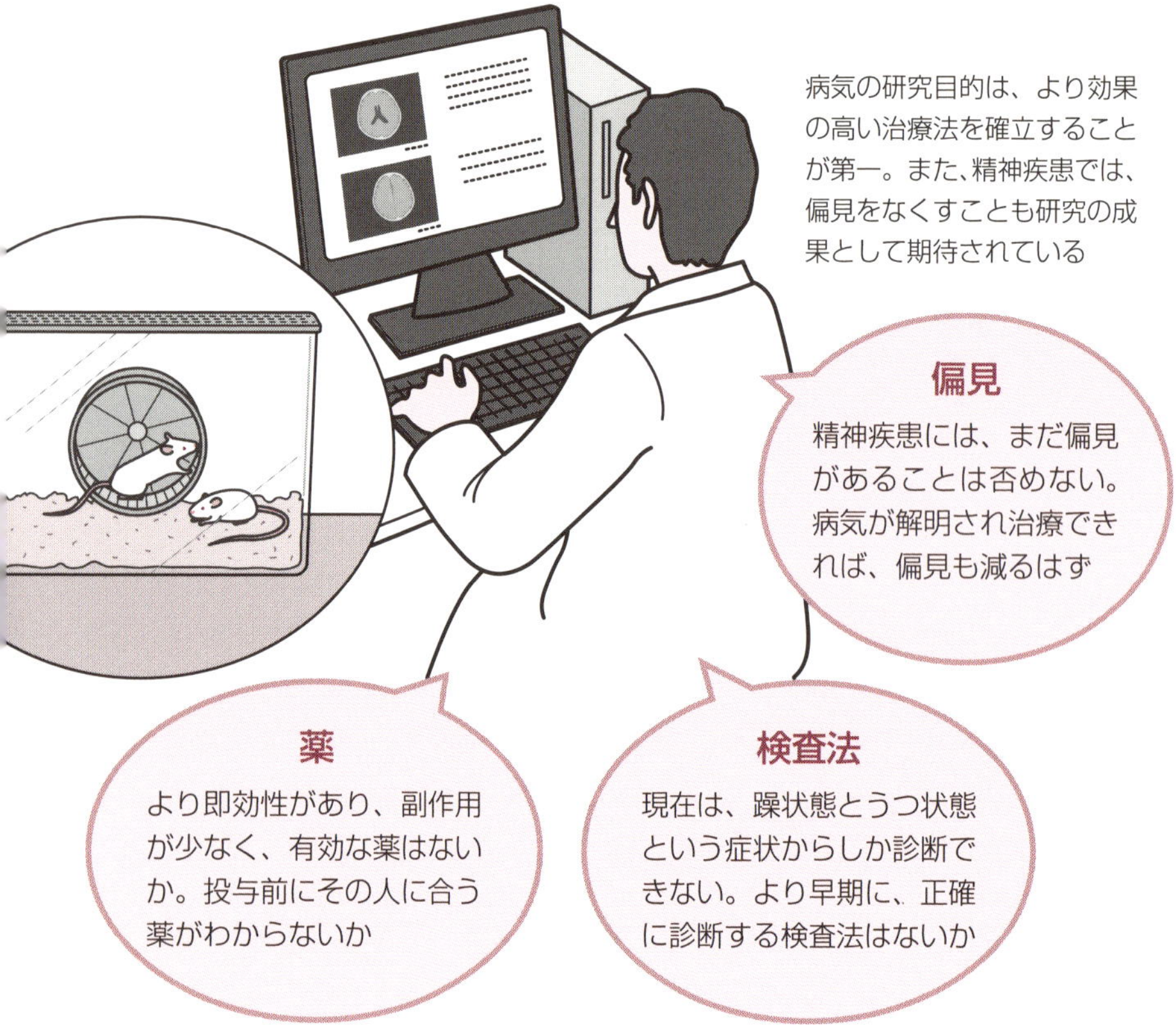
偏見
精神疾患には、まだ偏見があることは否めない。病気が解明され治療できれば、偏見も減るはず
薬
より即効性があり、副作用が少なく、有効な薬はないか。投与前にその人に合う薬がわからないか
検査法
現在は、躁状態とうつ状態という症状からしか診断できない。より早期に、正確に診断する検査法はないか

病気の研究目的は、より効果の高い治療法を確立することが第一。また、精神疾患では、偏見をなくすことも研究の成果として期待されている

少しずつだが研究は進歩している

双極性障害の治療には多くの課題があります。まず薬。飲みにくく、副作用も多い。薬がさほど効かない人もいます。そのため「ちゃんと飲んでいない」などと誤解されたりします。薬の効き目も、ある程度飲みつづけないと判断できません。患者さんは合う薬が見つかるまで、症状に苦しまなくてはならないこともあります。

診断まで平均八年という現状も見過ごせません。自覚症状からの診断ではなく、血液検査など客観的な診断方法がほしいところです。

遺伝子から……

原因遺伝子はない

双子の研究から、遺伝が関係していると考えられるが、この遺伝子があればという特定の遺伝子はない。いくつかの遺伝子が組み合わされて発症するらしい。

目で見て……

脳の異常はない

亡くなった患者さんの脳を調べる研究。外見からは異常は見つかっていない。むしろ、「目に見えないなにか」を追うところから研究はスタートしている。

血液から……

神経細胞の調節

神経細胞内で神経細胞どうしのつながり方を調節する物質はカルシウム。血液の細胞の研究で、その調節に問題があるのではと考えられている。

画像から……

軽い脳梗塞《のうこうそく》がある

MRIなどの画像を撮ると、軽い脳梗塞が見つかることがある。しかし、直接の原因とは考えにくい。脳の神経細胞がダメージを受けやすいのかもしれない。

効く薬から……

リチウムが効くのは

リチウムは神経細胞内の情報伝達に影響する。また、リチウムには脳梗塞を予防する作用もある。

脳細胞を保護する作用が双極性障害への効果に関係している。

脳の成分から……

ミトコンドリアDNAの異常？

DNAは細胞内の核とミトコンドリアの中にある。患者さんの脳細胞内でミトコンドリアのDNAに異常があるケースも見つかっている。

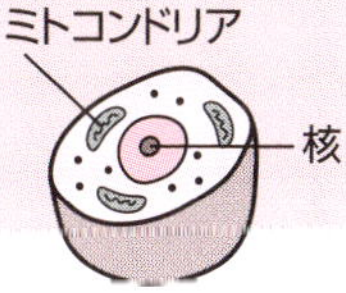

まとめると……　脳の神経細胞がストレスに弱く、ごく小さく限られた部位に、変化が起こっているのではないか。

人生を守るために治療する

激しいうつ状態は本人の心を打ちのめし、激しい躁状態は家族を困らせます。人生を、生活を守るために、治療するのです。

治療

治療開始

うつ状態で初診すると、うつ病と診断されて治療が始まります。躁状態からのスタートは、まず病気だと気づくことじたいが課題です。

うつ状態から

本人はつらく、仕事上のミスが増えるなど、気づきやすい。うつ病と診断され、抗うつ薬が処方されて、治療が始まる。しかし、双極性障害の人は、抗うつ薬で躁転する可能性が高い（薬の副作用ではなく、薬は発症の引き金だと考えられている）。かつて躁状態を経験したかどうかをよく思い出し、あれば初診時にかならず伝える。

自殺を防ぐ

もっとも重要なのは自殺予防。自殺の予兆に注意し、さしせまった危険があると判断されれば医師に相談し、入院も。

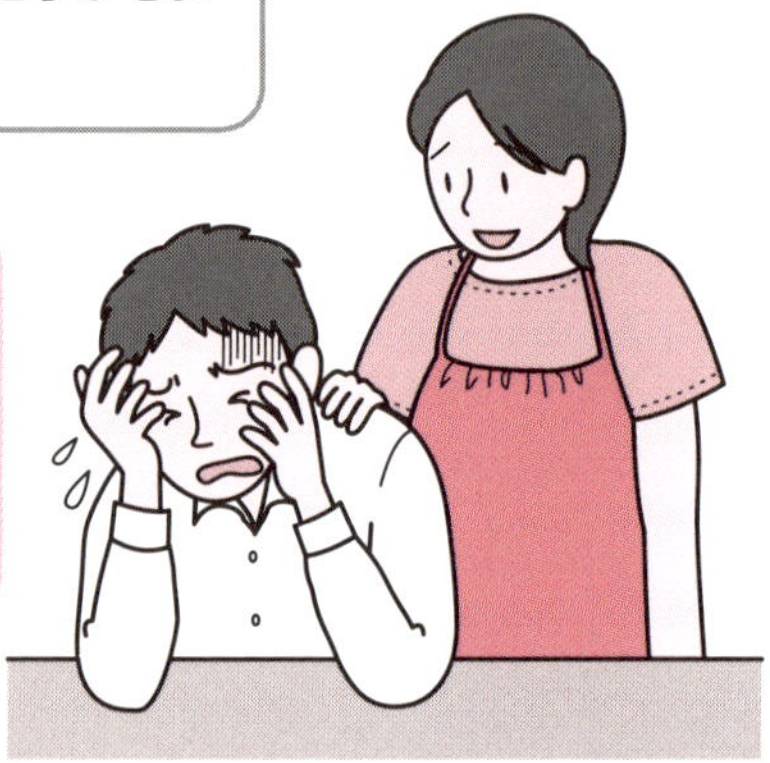

家庭でも職場でも、うつ状態は病気と気づかれやすい。本人が自分から受診することも多い

自分の人生を守る

双極性障害の治療は長期間にわたり、薬は飲みつづけなくてはなりません。治療に対してさまざまな思いもわいてきます。

そのとき、心を支えるのは、「コントロールをするのは自分」という気持ちではないでしょうか。自分から治療を進める前向きな気持ちさえなくさなければ、よりよい結果が期待できます。

受診が課題

本人は受診の必要性をまったく感じていない。しかし、症状が激しいと家族がまいってしまうので、なんとしても受診させたい。場合によっては修羅場のようになることも。とにかく治療をスタートさせるまでが最大の課題。

躁状態から

軽躁状態は、病気だとは気づかれないことがほとんど。躁状態での初診の多くは、Ⅰ型の激しい症状による。本人や家族のために入院を検討することもある。受診して治療ができれば、有効な薬はあるので、1～2ヵ月のうちに症状はおさまる。すっかり落ち着くので、これで治ったと誤解する人も多い。

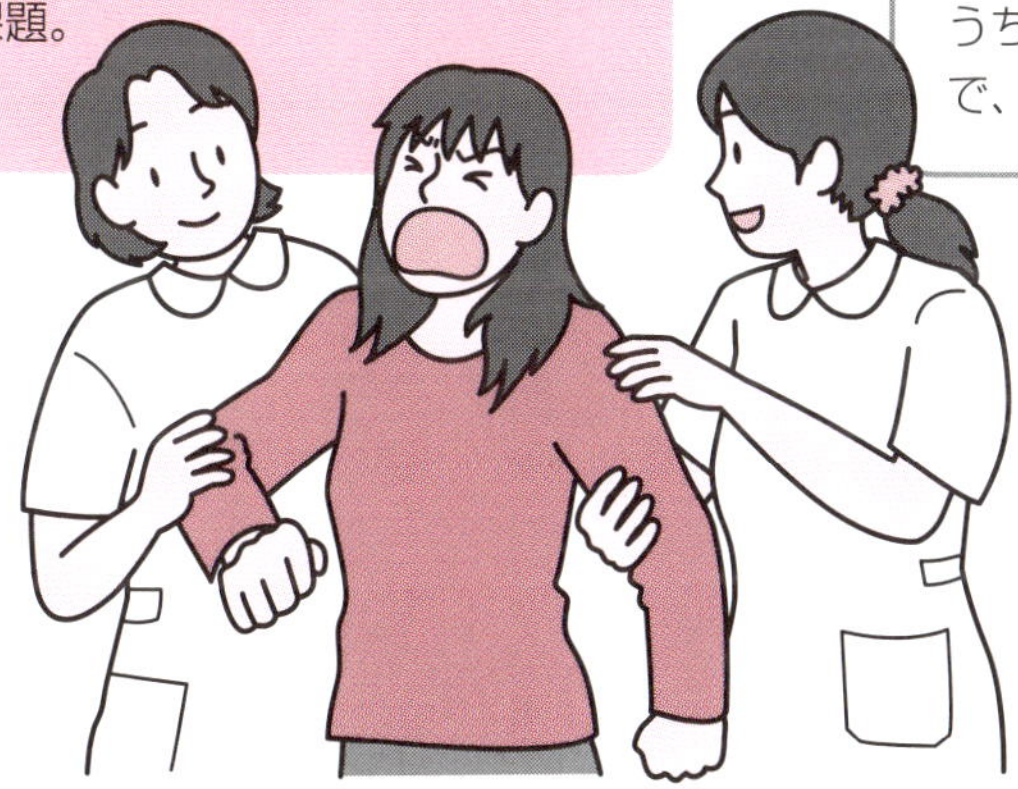

私は病気などではないと主張し、病院に連れてこられたことに抵抗する人もいる

治療に関する思い

長い闘病期間には、治療の内容や進《しん》捗《ちょく》状況に対して、さまざまな思いがわきます。

なかなかすっきりよくならない（P78参照）

先の見えない入院はつらい（P58参照）

生活の記録をつけなくてはと思うけれども、面倒になる

自分の病気は自分で治さなくては

なぜ○○療法をやってくれないんだろう

もう、これ以上の失敗は人生において許されない

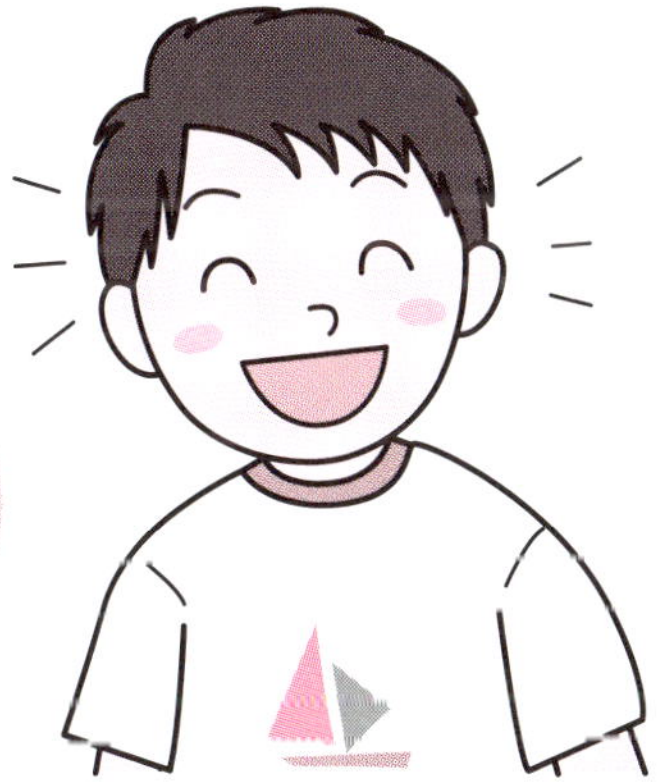

「病気を治して、子どもの話をちゃんと聞きたい。自分への笑顔を見たい」

薬物療法

飲むべき薬について理解する

どんな病気でも同じですが、自分がなんの薬を飲んでいるのか把握しておくことは大切です。診察時に医師もアドバイスをしますが、患者さんには、薬への意識が高い人も多いようです。

理解しておきたいこと

薬に関する情報をもち、納得して服薬することは大切です。双極性障害では、とくに再発予防のための服薬の重要性は、ぜひ知っておきたいことです。

薬の内容

- 自分の飲んでいる薬の副作用を知っているし、自分なりの対処法もある
- 症状に合わせて薬を替えたいときは、医師に確認する
- 処方されている薬の名前と量がわかる
- 新薬情報をチェックしている
- これまで飲んできた薬を覚えている

断薬のこわさ

- 薬さえ飲んでいればだいじょうぶ
- 以前、再発したのは薬を勝手にやめたせいだ
- 断薬はダメだとわかっている

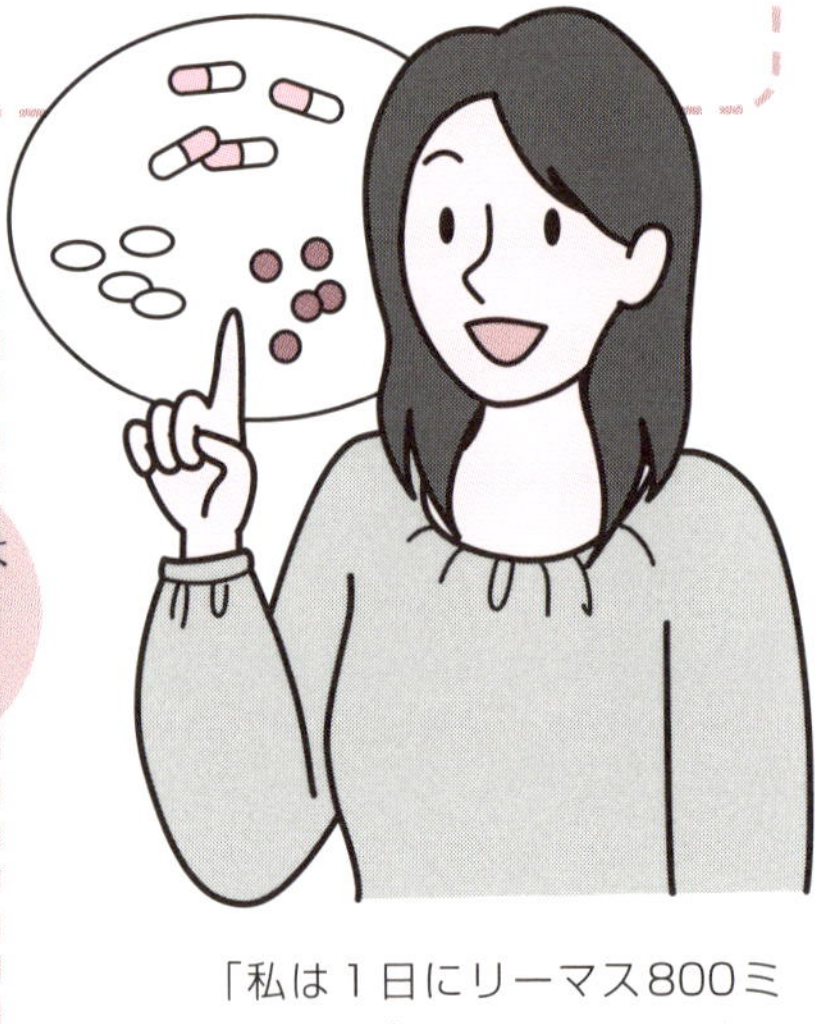

「私は１日にリーマス800ミリ、エビリファイ３ミリで……」と薬の名と量をスラスラ挙げられる

自分の薬についてしっかり調べている

今までどういう薬を飲んできて、どのくらい効き、今はなんの薬に替えたかを、すべて覚えている患者さんも少なくありません。

自分なりに本やネットで薬名、量、飲み方、効果、副作用などを調べ、わからないことは医師に確認するなど、積極的に治療にとりくんでいます。

疑問

- こんなにたくさんの薬を飲まないといけないのか
- 副作用が強くなっている
- 睡眠薬はやめられなくなってしまう
- 妊娠してもだいじょうぶか
- 飲んでいる効果が感じられない
- 私の症状には、○○（薬名）がいいのではないかと思うのだが

確かに問題点もある

双極性障害の薬物療法はリチウムが基本。いろいろな効果があるが、副作用の強いことが難点。中毒になりやすいため管理も難しい。うつ状態に有効な薬が少ないことも悩みの種。また、予防効果は１年以上経たないとわからないため、患者さんに合う薬を確定しにくい。

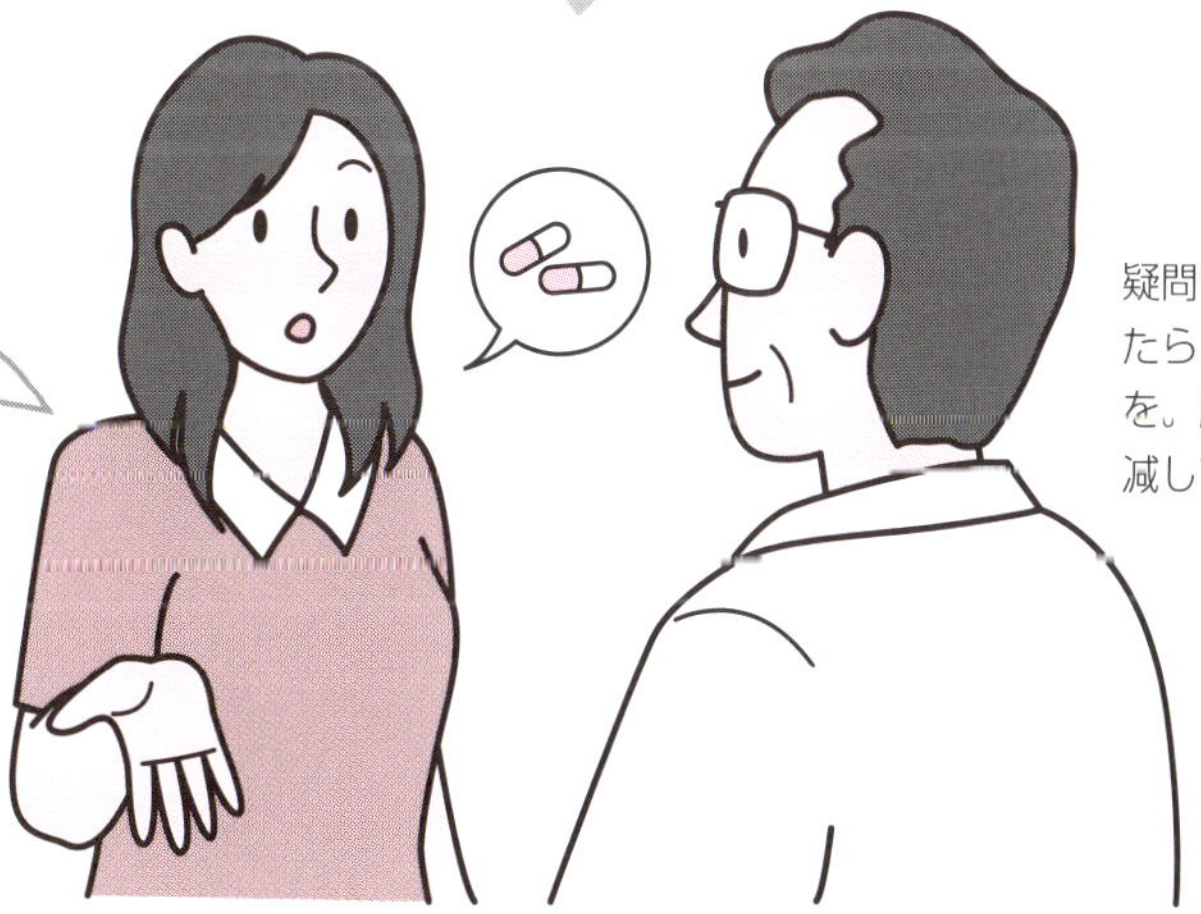

疑問や希望があったら、医師に相談を。勝手に薬を増減してはダメ

医師との共同作業

薬には上記のように問題点もある。また、同じ薬がＡさんには効くがＢさんには効かないこともある。患者さんと医師とで情報交換しながら治療を進めていくことになる。

解説

薬物療法と精神療法の二本柱

薬物で症状を抑え再発を予防する

双極性障害は脳の病気ですから、専門医を受診して薬物療法をおこなう必要があります。気分安定薬を基本とし、リチウムを主に使用します。

精神療法はもう一本の柱です。薬の効果を最大限にひき出し、再発しにくい生活習慣や考え方を身につけます。薬物療法だけで治療をするより、回復に大きな差が出ます。心理教育や生活リズムを保つこと、認知行動療法などを学びます。

最重要は再発予防です。薬物療法はほぼ生涯にわたって続けることになります。

ECT

電気けいれん療法。現在はけいれんを起こさない方法に修正されている。

即効性があり、うつ状態で自殺の危険性がある場合や、難治性のうつ病の治療として検討。週二~三回、合計五~一〇回おこなう。記憶力低下、頭痛などの副作用がある。

治療の目的は3つ

1. 再発を予防して、普通の生活を送れるようにする
2. 躁状態を早期にコントロールして、社会生活への影響を最低限に抑える
3. 患者さんの苦痛を減らし、うつ状態での自殺を予防する

入院治療も

治療は基本的に通院でおこなう。ただ、躁状態のときや、うつ状態で自殺の危険性があるときには、入院のうえ、薬物療法で落ち着かせる。しかし、躁状態では本人が入院を納得しないこともあり、やむなく保護室への入院ということも。

そのほか、身体的な問題があり休養が必要なときなどに、入院を検討する。近年、入院は短期の傾向。

薬物療法

リチウムを中心に

●気分安定薬

リチウム（リーマスなど）は、躁状態とうつ状態の改善や予防、自殺予防の効果もあり、薬物療法の中心。血中濃度を測定しながら使用する。ラモトリギンは予防効果の保険適用がある。

そのほか、バルプロ酸（デパケンなど）、カルバマゼピン（テグレトールなど）も使用する。

●抗精神病薬

新しいタイプの非定型抗精神病薬のうち、オランザピンは躁症状、うつ症状の両方、アリピプラゾールは躁症状、クエチアピンはうつ症状に用いられる。最近、非定型抗精神病薬のルラシドンが双極性障害のうつ症状に有効であることがわかり、保険適用を取得した。古いタイプの定型抗精神病薬にはロドピン、ハロペリドールなどがある。

●抗うつ薬

双極性障害では効果が明らかでなく、躁転に注意が必要。とくに三環系はラピッドサイクラーにさせる危険性があるので、避けるのが基本。

精神療法

薬の効果を高める

●心理教育

患者さんと医師、家族で病気や対応について勉強していく。病気を受け入れることがなによりの目標。

●社会リズム療法

生活リズムの乱れに気づき、修正。睡眠時間、食事、入浴などの活動時間を記録して、リズムを守れるようにしていく。

●家族療法

病気の理解を深めるとともに、対応を学ぶ。症状の悪化と家族の不和の悪循環（P 88参照）を防ぐ。

●ストレス対処法

ストレスは病気を悪化させる。自分にとってのストレスのもとを見つけ、対処法を身につける。

●認知行動療法

ストレスを減らす考え方や行動の方法をまとめたもの。とくにうつ状態の改善に有効とされる。

●対人関係療法

外来でおこなう。患者さんと医師で、再発のきっかけとなった対人関係の問題への対処を話し合う。

（ ）内は商品名の例

大切なのは再発を予防すること

これまで何度か述べてきましたが、双極性障害には再発の問題があります。社会的な影響が大きいうえ、再発までの期間が短くなっていきます。そのことをしっかり認識すれば、打つ手はあります。

九〇パーセント以上の人が再発する病気

双極性障害の治療は長期にわたります。それは再発のおそれがあるためです。適切な治療をおこなわないと、九〇パーセント以上の人が再発すると考えられます。

再発のことは本人もよく承知しているはずですが、それでも免れないのは、服薬が続かなかったり、通院をやめたりするから。また、薬が効きにくい人もいます。「治った」と思い込ませる躁状態の症状じたいもネックです。

再発の兆候に、周囲の人も本人もよく注意する必要があります。

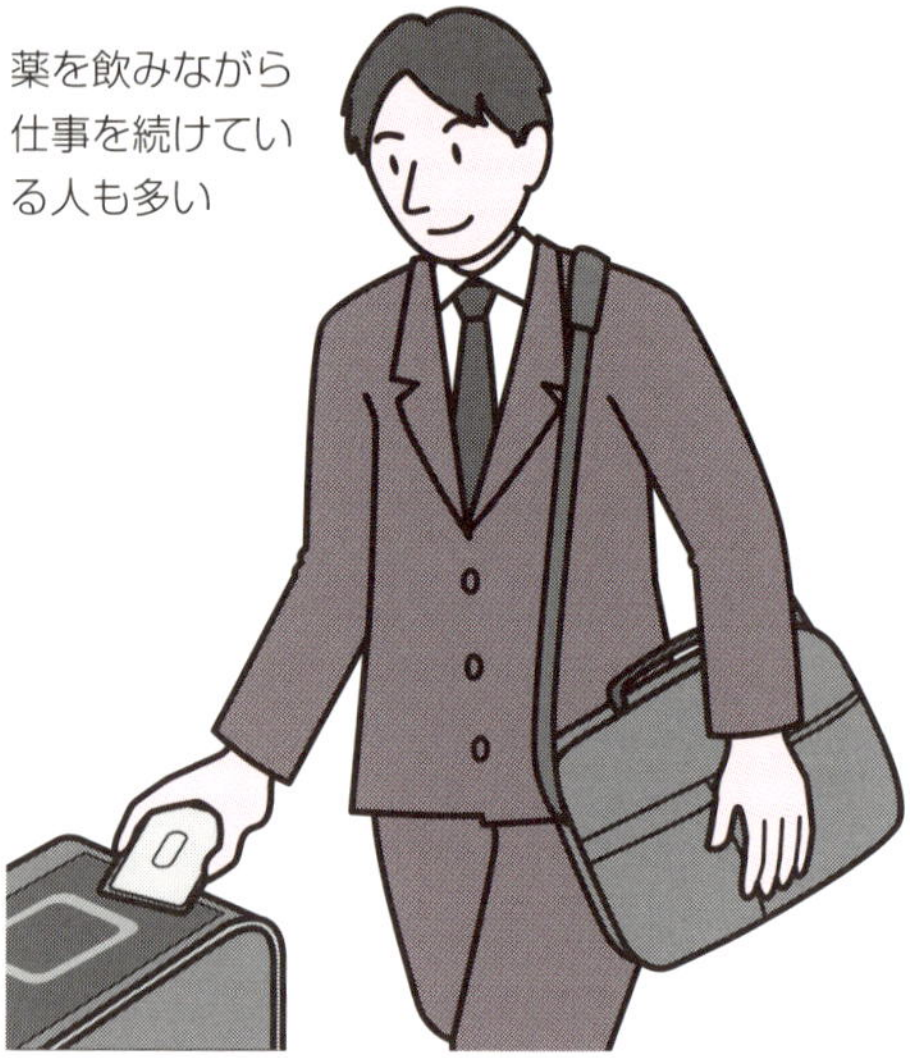

薬を飲みながら仕事を続けている人も多い

再発しない人は

もちろん再発を予防できている人もいる。早期から病気を受け入れて予防対策をしっかり立てて実践した人。そして薬が効く人。

体験談　通院をやめたら再発してしまった

うつ病とパニック障害の合併だと診断されて七年。自分では調子がよくなったと思ったのに軽躁状態と言われ、双極Ⅱ型障害と診断が変わりました。

その後、うつ状態になり、リストカットをして入院。それ以来、実家に戻ることになり、病院まで遠くなってしまいました。近くにみてくれそうな医師もいません。

しばらくは片道三時間をがんばって通いましたが、パニック発作も出ないし、躁もうつもないので、もういいかなと判断して、通院をやめてしまいました。これは今でも、とても後悔しています。

ほとんど錯乱状態というほどの再発でした。また入院することになりました。

なぜ薬をやめた？

再発の危険性は高いと知りつつ、薬を飲まなくなってしまったという人。それぞれの事情や思いがあったようです。

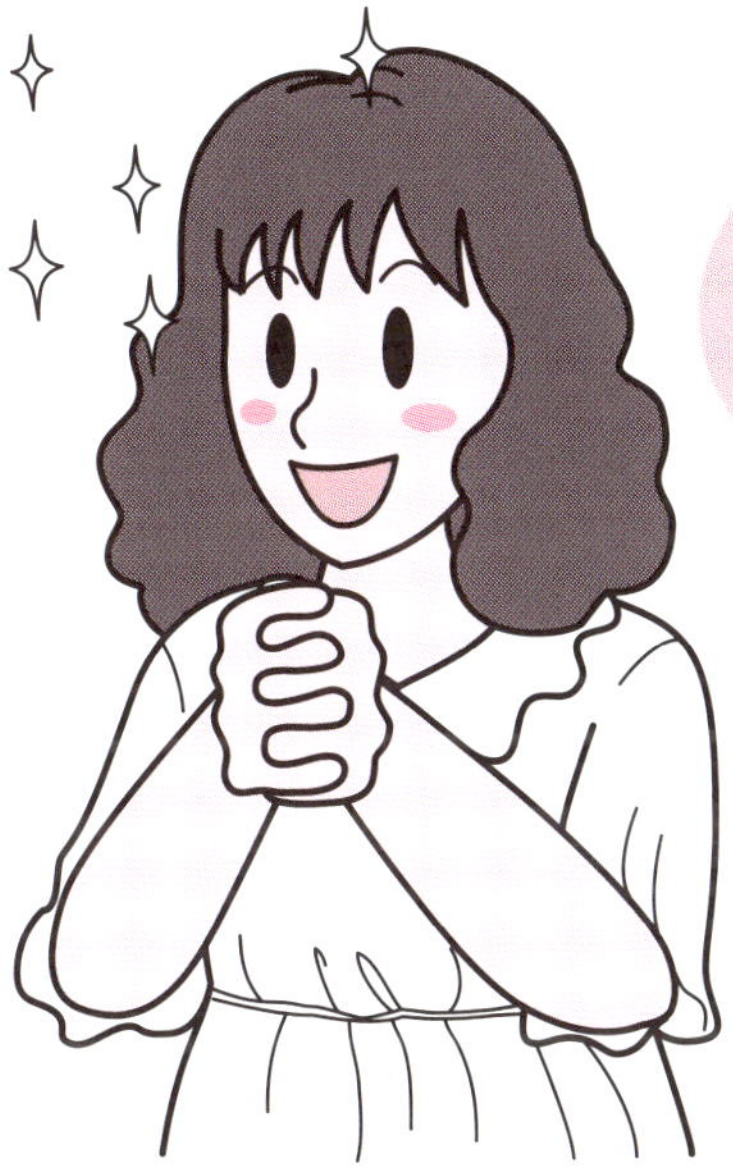

（躁状態のとき）
もう治った。
薬もいらない。
治療も必要ない。
気分爽快

薬の効き目が
感じられない。
いくら飲んでも
ムダだと思った

薬を飲むと口が
渇いてしかたがないので、
飲むのをやめた

こんな薬を
飲んでいるから、
いつまでたっても
よくならないんだ

恋人ができたら、病気が治った。「愛の力で治った」から「薬なんてもういらない」と思ってしまった

一生飲まないと
いけないのかと
思うといやになった

こんなに薬をたくさん
飲んで大丈夫かと
心配になり、
少し減らしてみた

多剤併用は実情

リチウムが中心だが、副作用が強く、中毒のおそれもあり、使い方が難しい。リチウムが効かない人もいる。うつ状態には抗うつ薬も決め手にならず、医師は患者さんと相談しながら処方していくしかない。そのため、症状に合わせて薬の種類も量も増えがち。

心配する人も多いようだが、これらの理由で多剤がやむを得ないことも。双極性障害には、多剤併用の悩みが確かにある。

身体の病気も同じ

双極性障害にかぎらず、身体の病気にも、薬を一生飲みつづけないといけないものはある。たとえば高血圧、糖尿病など。薬を飲み、生活習慣を改善し、生活リズムを調える必要がある。しかも、身体の病気は薬を飲まないと生命の危険に直結する。

双極性障害の薬も、それと同様に続けることが重要。自己判断でやめたりせず、主治医に相談を。

再発の予兆がわかるようになった

患者さんのなかには、再発の予兆があった段階で、なんらかの対処ができる人もいます。必要な薬を飲む、受診する、入院するなど、早期に治療を始められ、本人も苦しまずにすみます。

自分で感じる予兆

躁もうつも、睡眠の乱れを予兆と感じる人は多いようです。

- 躁　しゃべりたい。電話が増える
- 躁　酒の量が増える
- 躁　やけに楽しくなってくる
- 躁　眠くならない
- うつ　不眠。眠れなくなる
- うつ　仕事でミスが増える
- 躁　ネットショッピングで注文が増える
- 躁　「この病気が気にいってる」と言い出す
- うつ　すぐに疲れる

なにが予兆かを知っておきたい

治療を続けていれば、激しい症状は起こりませんが、それでも気分が上がってきたり、うつになってきたりすることはあります。

すぐに対処するために、予兆の言動を知っておきたいもの。本人だけでなく、家族や身近な人も知っておくことが大切です。

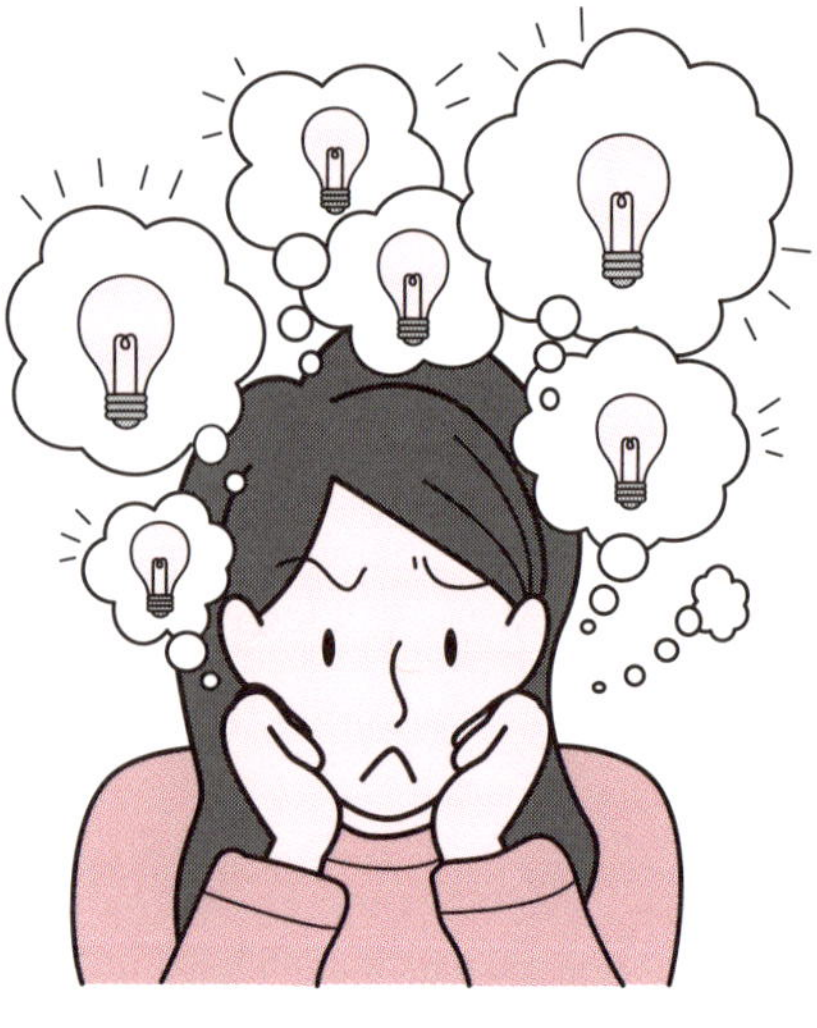

「頭の中にアイデアがいっぱいわき、ぐるぐるする」という人も

4
社会生活をスムーズに送りたい

今までの仕事を続けるにはどうしたらいいのか。
もし辞めたら、これからどうやって生活していけばよいのか。
経済的な問題は、避けては通れない。
まず、自分をしっかりコントロールすること。
気分が暴走すると、周囲にも迷惑だし、自分も困る。

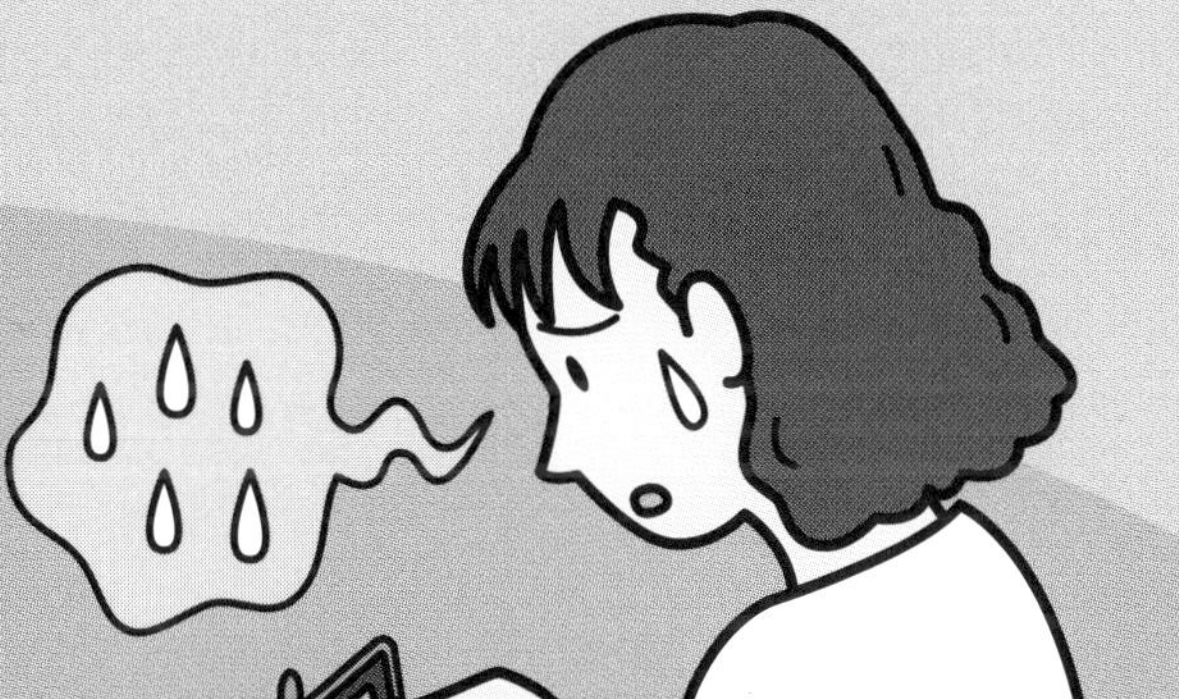

結婚、出産……将来への不安や心配も

年齢や性別によって、内容は違いますが、なんらかの心配や不安を感じています。結婚して、子どもを育て、穏やかに暮らしたい——そのためには、病気をコントロールすることです。

生活のしかたや病気への心配が

大学生は学業を続けられるかが当面の悩みでしょう。女性は妊娠、出産に関する心配があります。

多くの人に共通するのは、社会人としてやっていけるか、生活はなりたつかということ。病気をきちんとコントロールして、普通に幸せな人生を送りたいと願っています。

楽観は禁物

症状が改善しても、もとの職場で同じように働くなどの社会復帰は、簡単なことではなさそう。初めて入院した患者さんの1年後の調査では、86％が病気から回復していたが、完全に社会復帰していた人は41％にとどまったという報告もある。

不安、心配

これからどう生きていくか不安になり、病気に関する心配もさまざまです。

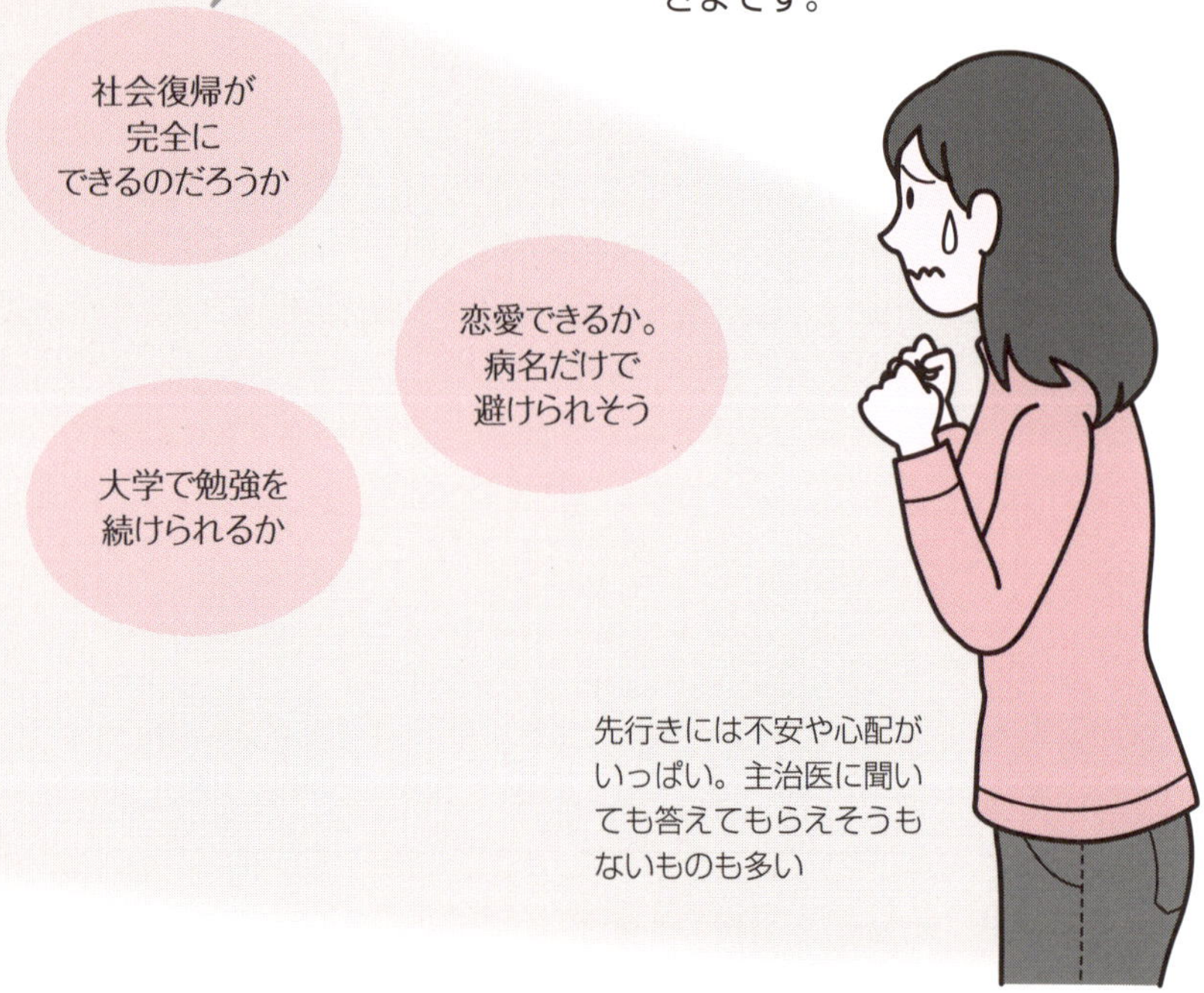
社会復帰が
完全に
できるのだろうか
恋愛できるか。
病名だけで
避けられそう
大学で勉強を
続けられるか

先行きには不安や心配がいっぱい。主治医に聞いても答えてもらえそうもないものも多い

病気の研究が進み、解明される日が来てほしい

新しい薬が開発され、もっと楽に治せる病気になるといい

子どもへの影響はあるのだろうか。子どもをつくってだいじょうぶか

寛解を得られるか（躁にもうつにもならず、安定するのか）

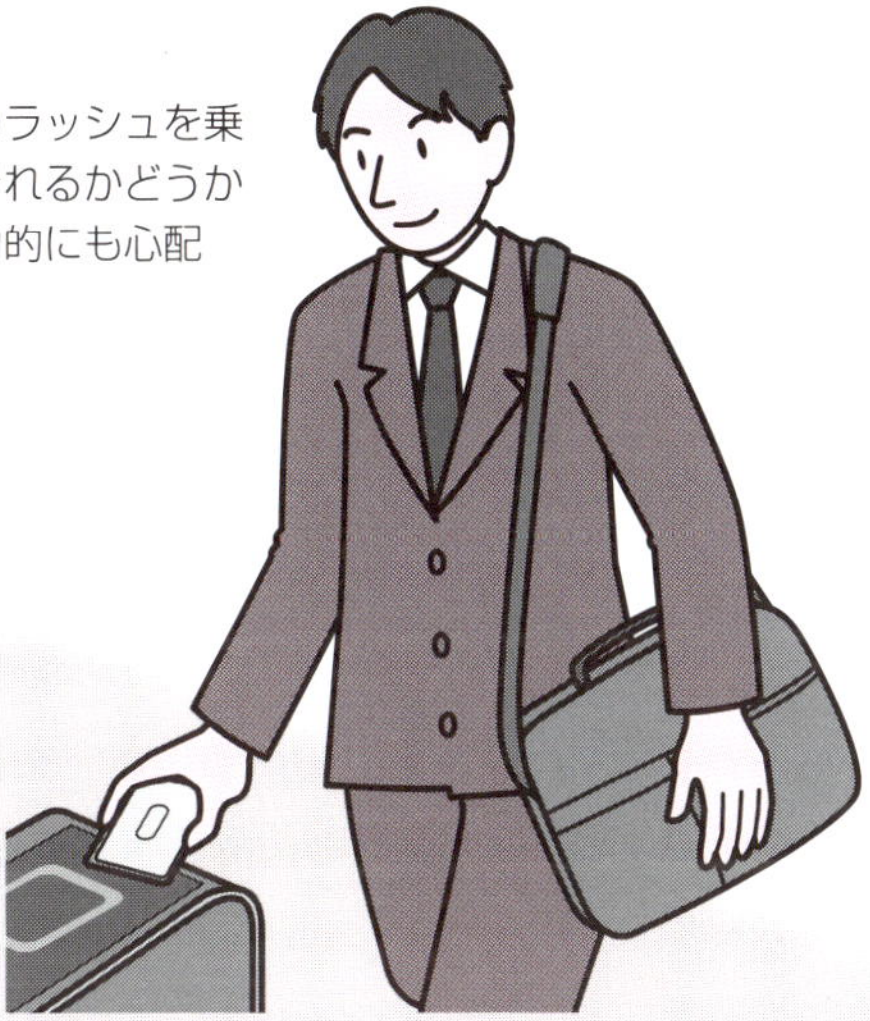

通勤ラッシュを乗りきれるかどうか体力的にも心配

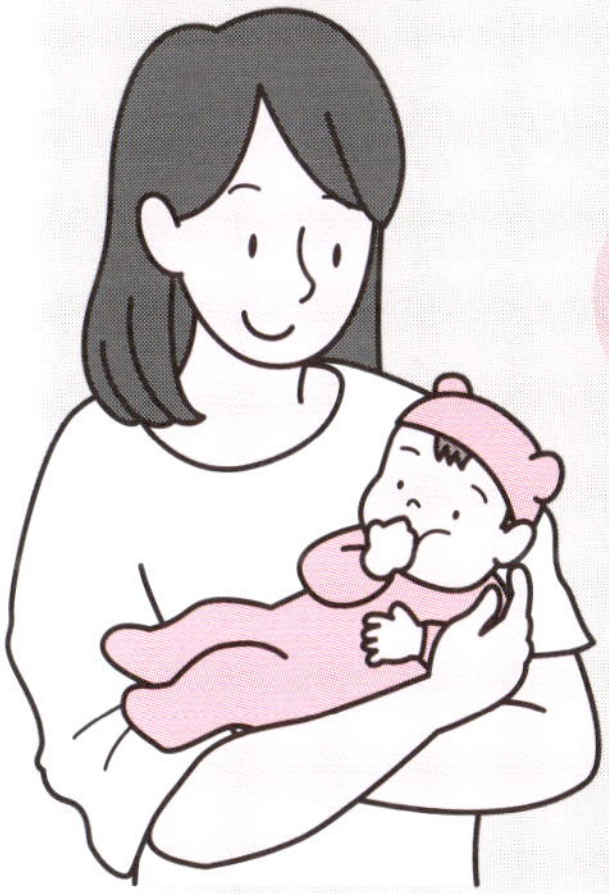

遺伝の影響も心配。自分の赤ちゃんを抱ける日はくるのか……

妊娠、出産に注意することは？

薬を飲まなくてもいい日がくるのか

職場に復帰して、以前と同じ仕事をしたいが

病気になったせいで、将来がなくなったように感じる

普通に就職して給料をもらって生活できるだろうか

年金か生活保護になってしまったら結婚なんてできないのでは

妊娠に影響する薬もある

妊娠を考えるなら、気分安定薬は控えないといけません。とくに妊娠初期三ヵ月間は、胎児に影響を及ぼす可能性があるのです。

抗精神病薬は比較的安全であるといわれますが、情報が足りないので不明です。

断薬をしてもいいか、減薬をするかは、病状にもよります。妊娠を考えた段階で、主治医に相談を。

また、妊娠そのものでは病状は悪化しませんが、出産前後は再発の危険性が高まります。

遺伝についてはP12も参照。

カミングアウトへの迷いと覚悟

自分が双極性障害という病気だとオープンにするかどうか——正解はありません。周囲の人たちが、双極性障害についてどう思っているかにもよるからです。

カミングアウト

オープン（他者に言う）にしようと覚悟をするにも、黙っていようと決意するにも、本人なりの理由があります。

する

- 人にも言い、自分でも病気だと忘れないほうが、再発を防げる
- 自分が安らぐ
- 躁状態になりそうなとき、周りの人に指摘してもらえる
- 病気を隠すほうがストレスになる
- 性格のせいだと思われ、仕事に支障が出るので、ぜひ言うべき

偏見の問題と関わっている

残念ながら、まだ世間には、精神疾患への偏見はあります。それでもカミングアウトをするかどうかは、結果のプラスマイナスの大きさから考えます。

誰に対して開示するかによっても違います。オープンにしない人でも、家族や恋人など身近な人には言っているようです。一概には言えない問題です。

体験談

医師の言葉が心に響いた

「偏見は、自分の心の中にある」。この言葉が琴線に触れました。主治医から、もっと心を開いていけばいいと言われました。周りには偏見はそれほどはないんだと。

自分から心を閉ざさないために、カミングアウトしたのです。自分にも周囲にも、よい結果だったと思います。今は障害者枠で求職しています。

しない → 偏見 ←

病気だと決めつけられてしまうのはいや

気分障害と言っている

病気を開示する必要はあるのか

就職したばかりで、仕事に影響があるか、症状が出るかどうかわからないので

子どもの結婚に影響しそう

友達との付き合い方に変化が出る。友達が減るだろう

あるのは認めざるを得ない

精神疾患はまだ一般に認知されているとは言えず、マイナスになることが多いのが実情。このテーマを取り上げざるを得ないことが、偏見があることの反映ともいえる。病気をオープンにしたら、「理解」してもらえるかもしれない。しかし「受け入れ」てもらえることとは別だという考え方もある。

身体の病気として考えて

あまりよく知らない相手に「私は肝臓病があるので○○という症状が出るかもしれません」などと言う人はいないだろう。そのように言われたほうも、不思議に感じるかもしれない。言い過ぎという見方もある。

ことさら精神疾患として構えず、身体の病気として考え、TPOに合わせて開示していくのも、ひとつの方法。

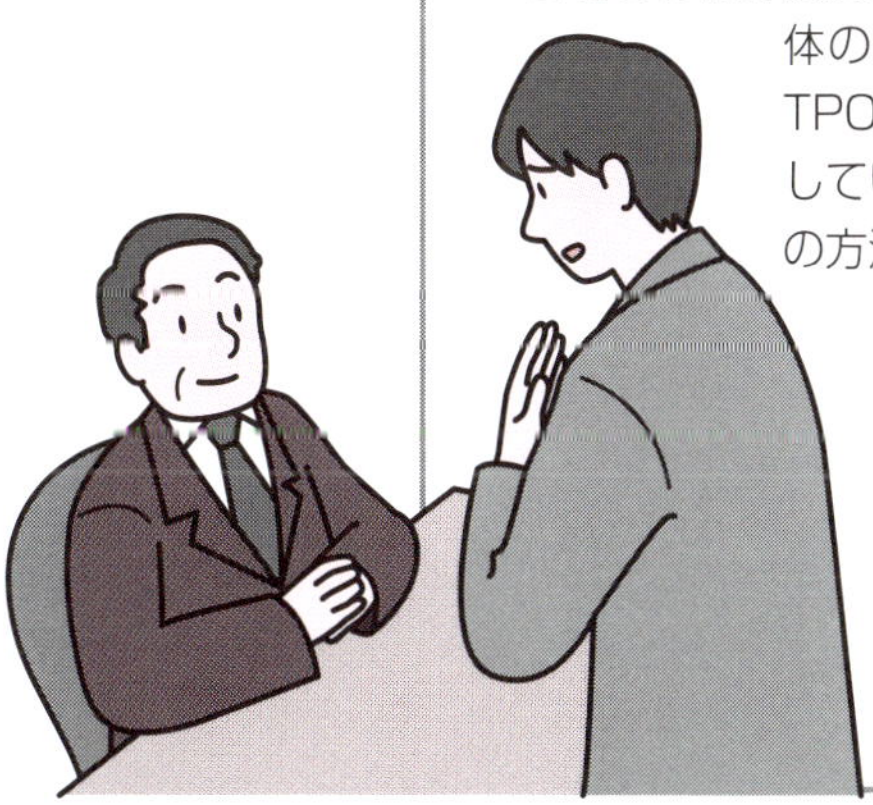

「腎臓病で薬を飲んでます」などと言うのは、よほどの場合だけ

体験談

誰かがなにかをしてくれるわけでもない

主人の病気のこと、家族以外には知らせていません。孫もいるし、結婚をひかえた子どももいます。

言ったところで、なんになるのでしょう。助けてもらえるわけでもないし、子どもたちまで冷たい目で見られたらかわいそうです。

薬を飲めば働けると理解してほしい

双極性障害になったからといって、仕事ができなくなってしまうわけではありません。双極性障害は薬で症状を抑えられる病気です。そのことをもっと知ってほしいのです。

仕事によっては続けられる

双極性障害とわかったら、仕事を辞めなくてはならないのでしょうか。けっしてそのようなことはありません。

きちんと薬を飲み、定期的に通院し、再発の予兆に気をつけながら、仕事に支障を来たすこともなく、同じ職場に勤めつづけている人もいます。

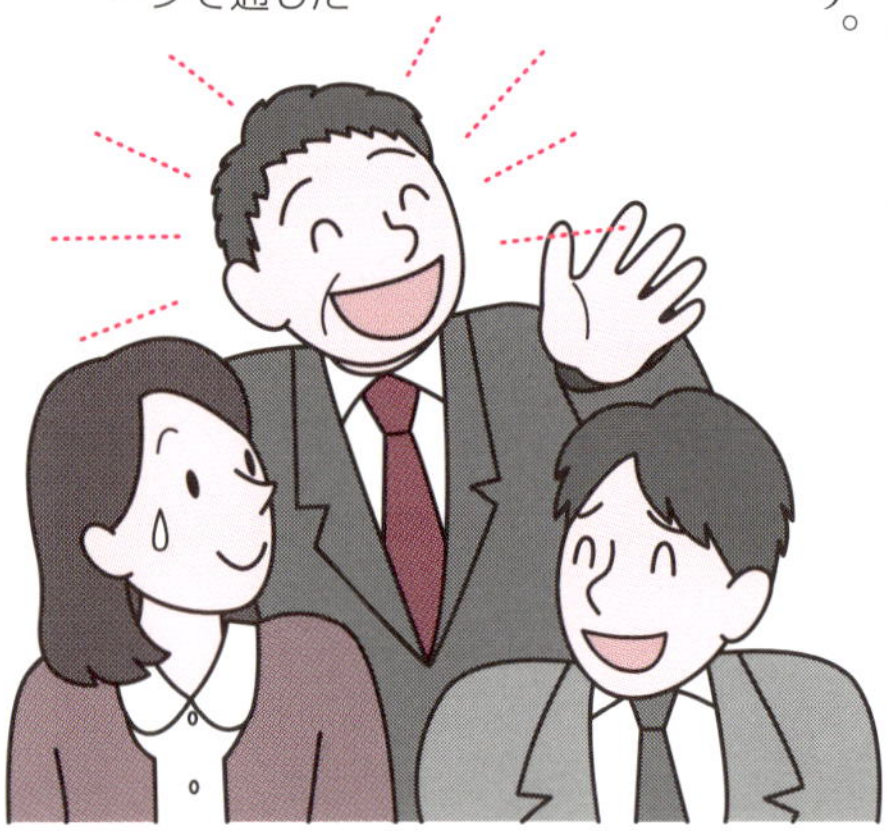

職場でも「明るいおじさん」のイメージで通した

働きつづけるために

周囲の理解と、本人の努力や工夫があってこそです。

- 意識して高揚感を抑えるようにした
- 症状があるときには、「判断」しないようにした
- うつのときには働けるけれど、躁のときには無理
- 面倒なことは、軽い躁のときに片付けた
- 薬を飲む
- 躁状態気味のときには、出勤前に運動して発散してから行った

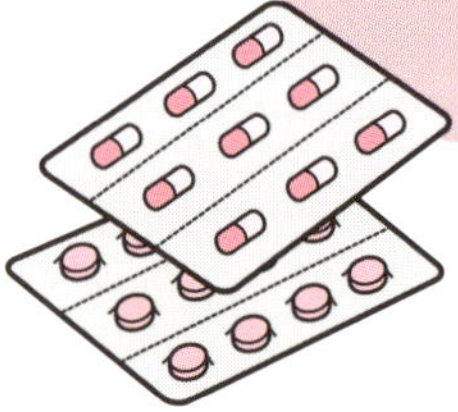

決められた時間に飲むのを忘れないようにした

体験談

退職勧告された

私は躁状態が二〜三日、うつ状態は一週間ほど、その間三ヵ月ぐらいは平穏というサイクルです。もちろん、薬で安定しています。ところが、会社に双極性障害と言ったとたん「病気の者を会社に置いておけない」という一言でリストラされました。

「胃の薬」とごまかした

会社で薬を飲んでいたとき、給湯室に入ってきた同僚に見られ、「どうしたの?」と聞かれました。とっさに「胃の具合が悪くて」と答えてしまいました。会社には病気のことを言っていなかったのです。

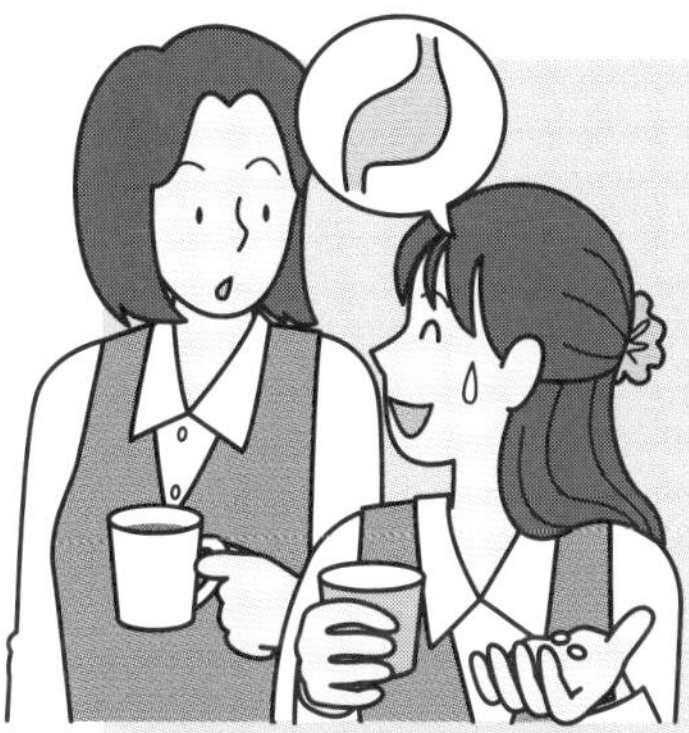

病院でもらった薬袋には、精神科と書いてないので、ごまかせた

自分では仕事をしているつもりだが

軽く上がっているなと自覚することがあります。いつもよりバリバリ仕事ができているからです。でも、傍《はた》から見れば、的外れなことをやっているのではないかと心配になります。

会社の福利厚生で

会社には感謝しています。病欠が明ける前に経過報告で出社したとき、産業医と面接しました。そこで、リワークプログラムに参加することを提案してもらいました。会社の福利厚生のひとつとして、うつ病対策があったのです。

プログラムを受けた病院は自分で探し、主治医から紹介してもらいました。

最初はひとりで通うだけでもヘトヘトになりました。ですが、約半年の内容をこなしたおかげで自信がつき、スムーズに復帰できたと思います。

「困った病気」と言われた

躁状態になったとき、得意先に大きなことを言い、止めようとした社長を罵倒したりして、迷惑をかけてしまいました。

社長には自分が双極性障害と言ってありましたが、翌日、社長から「困った病気だね」と言われました。本当に申し訳ないと思いました。

よく、職場での偏見が患者同士で話題になりますが、これは必ずしも偏見とは言えないと思います。仕事上でなんの迷惑もかけていないのに「おまえは双極性障害だから〇〇だ」と決めつけられるのは偏見ですが、私の場合、社長を困らせたのは事実なのですから。

トラブルを起こし、社長を困らせたのは事実

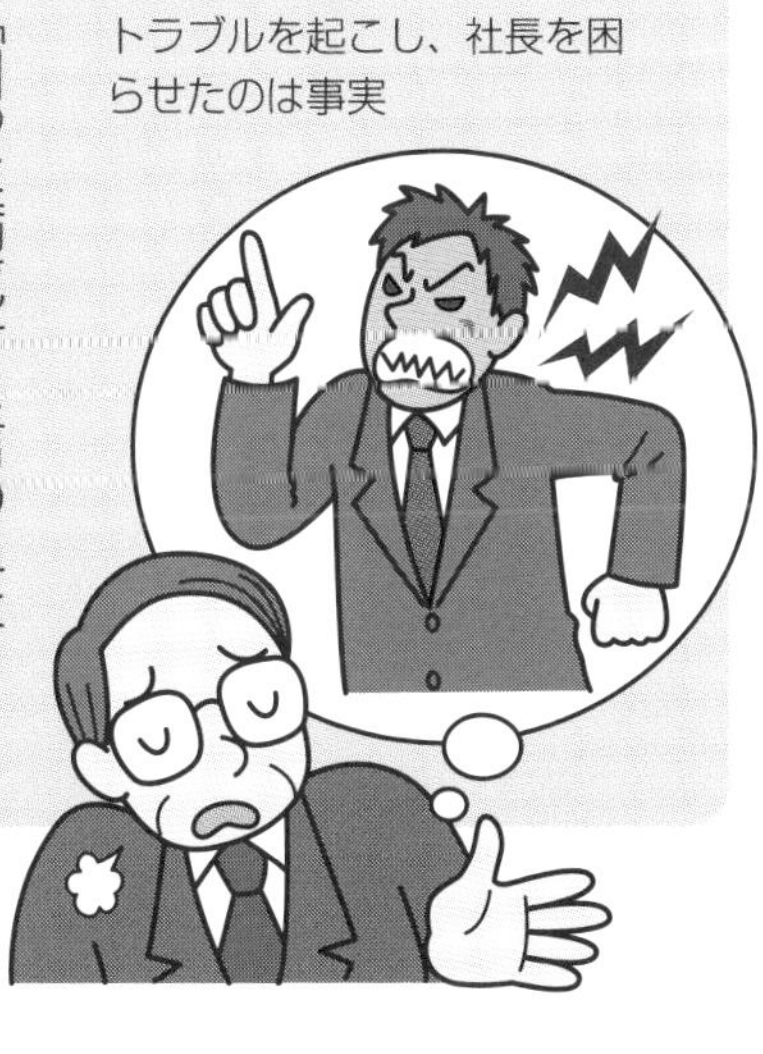

規則正しくマイペースな仕事がいい

仕事を探し、就職して普通に働きたい。まず自分に合った仕事はなんだろうと考えるところから始めます。求職の情報は多いほど選択肢が増えます。働きつづけるための準備も必要でしょう。

仕事に就く

自分に合った仕事はあるのか、どうやって見つけるか、どのような働き方ができるのか。——就職に関する確かな情報を知りたいという声が多いようです。

求職

病状が安定して、薬でコントロールできていれば、働くことは十分に可能。

向く仕事

本人が考える仕事は……。

- マイペースでできる
- 規則正しい勤務時間と内容
- 接客がない
- 残業がない
- 生きがいになる

向かない仕事

左記の逆の仕事は、向かない。

- 夜勤がある仕事
- 就業時間が不規則
- 営業は向かない

できる仕事はなにかを考える

双極性障害という病気の特性上、向いている仕事、向いていない仕事はあります（上記参照）。

基本的には、残業や厳しいノルマなどがなく、生活リズムを乱さないような、マイペースでできる仕事がよいでしょう。

体験談

徹夜がある仕事はできないとわかった

子どものころからの夢がかない、新聞記者として働いていました。でも再発予防には規則正しい生活が大事だとわかったのです。仕事で徹夜をしたことも、病気の原因になったかもしれません。転職するしかないですね。

P 72へ

公的な就労支援

以前の職場を辞めた人、新卒の人は、仕事を探すことになる。一般就労か障害者就労かで、仕事内容や待遇が違う。一般就労への公的支援はハローワークが窓口。障害者就労へは下記のような支援がある。

精神障害者への支援

ハローワーク

一般の職業紹介情報が主。障害者への職業紹介や相談も。就職の準備段階から働きはじめるまでの支援を受けられる。国営の職業安定所で、相談は無料。

地域障害者職業センター

ハローワークと連携して、職業指導、準備訓練、適応援助、職業リハビリテーションなどをおこなう。事業主への助言、講演会の開催やリワーク支援なども。

障害者就業・生活支援センター

地域にある雇用、福祉などの関連機関と連携して、障害者の就業面や生活面の支援をおこなう。令和４年４月現在、全国に338ヵ所ある。

その他

障害者雇用支援センター、障害者職業能力開発校、地域若者サポートステーションなどの支援機関がある。相談なら、精神保健福祉センターにしても。

障害者雇用は着実に進んでいる

民間企業では、企業規模に応じて一定率の障害者の雇用が義務づけられています。精神障害者も算定対象になり、障害者、雇用者への支援制度も整えられています。

まだ法定雇用率（＊）には届いていませんが、障害者の雇用は最高記録を更新しています。

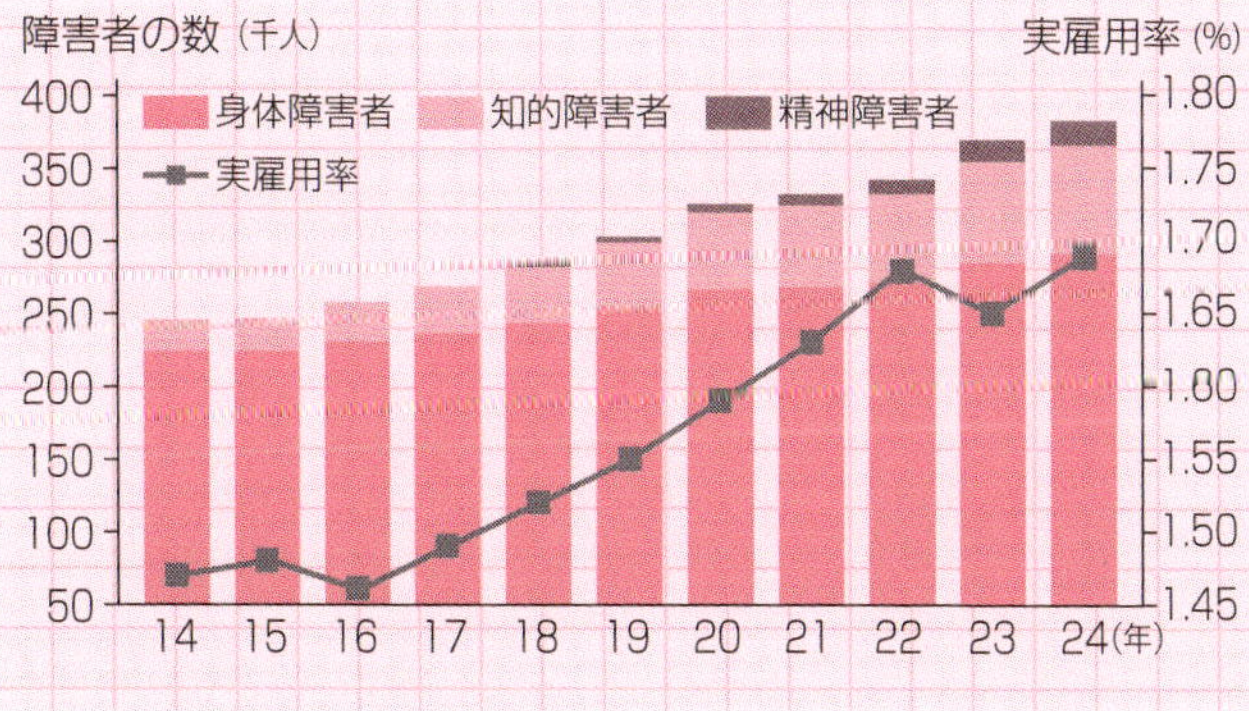
障害者の数（千人）
実雇用率（%）
身体障害者
知的障害者
精神障害者
実雇用率
400
350
300
250
200
150
100
50
1.80
1.75
1.70
1.65
1.60
1.55
1.50
1.45
14 15 16 17 18 19 20 21 22 23 24（年）

厚生労働省　民間企業における障害者の雇用状況
＊従業員45.5人以上の企業では2.2%

準備

もとの職場に復帰する人だけでなく、新卒で就職する人も、準備を。身体をならし、集中して仕事ができるように行動をならしていく。働くための環境整備も必要。

体力づくり

入院などの療養期間中に体力が落ちていることがある。復帰したら、朝決まった時間に起きて通勤し、定時まで働く体力は必要。

〈例〉
- まず家の周囲を歩く。
- 次は駅まで歩いて戻る。
- 慣れてきたら、職場の最寄り駅まで行って戻る。
- 徐々に通勤にならしていく。

環境整備

働きつづけるために、生活の環境を整えることから始める。

- 就寝時間を決め、生活リズムを保つ
- ストレスをためない
- 医師に復職時期、内容を報告
- 周囲のサポートを確認する

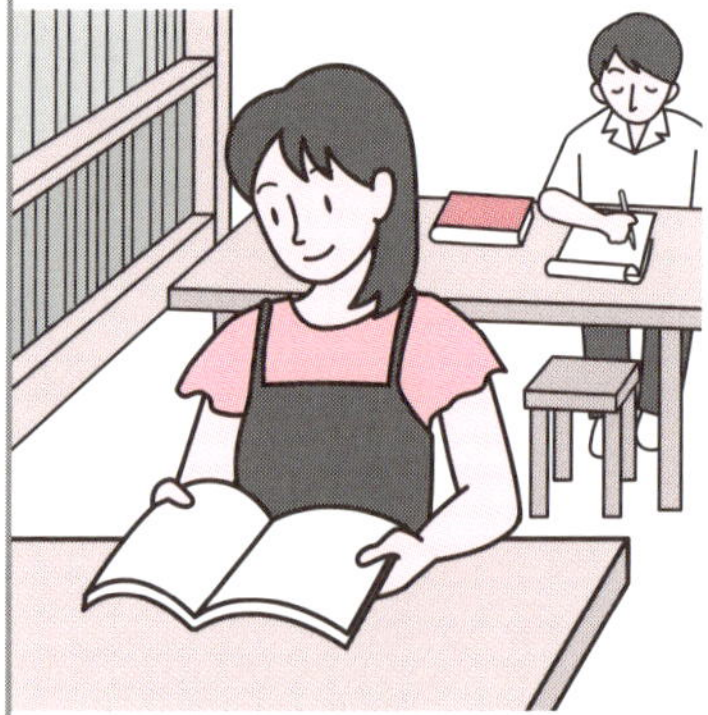

毎日決まった時間に図書館へ通い、数時間読書をする。集中力を保つリハビリテーションになる

いきなりの就業は難しい

仕事を病欠し、入院や自宅療養をしていた場合、もとの職場に復帰するには猶予期間が必要です。

復帰した日から発病前と同じように働きはじめるのは、心身ともに疲れてしまい、再発の危険性が高くなります。

新卒で就業する場合も、出社するまでに心身の準備をしておきましょう。

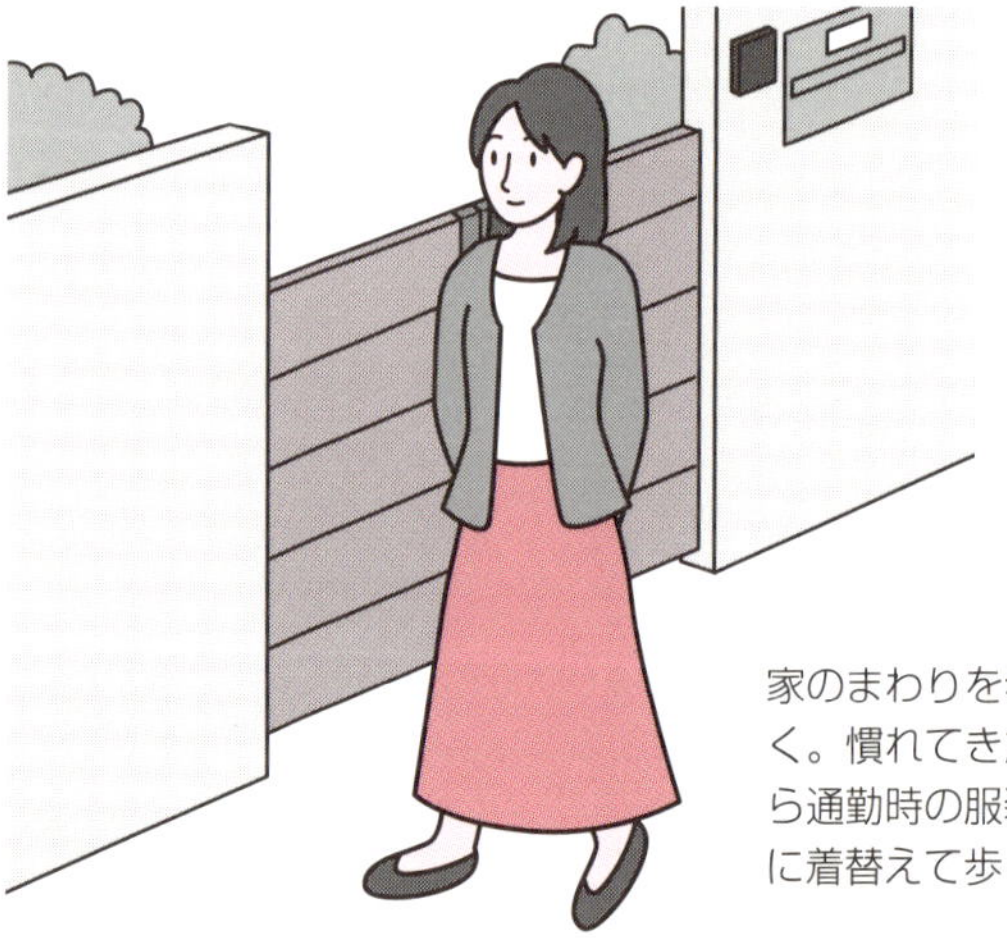

家のまわりを歩く。慣れてきたら通勤時の服装に着替えて歩く

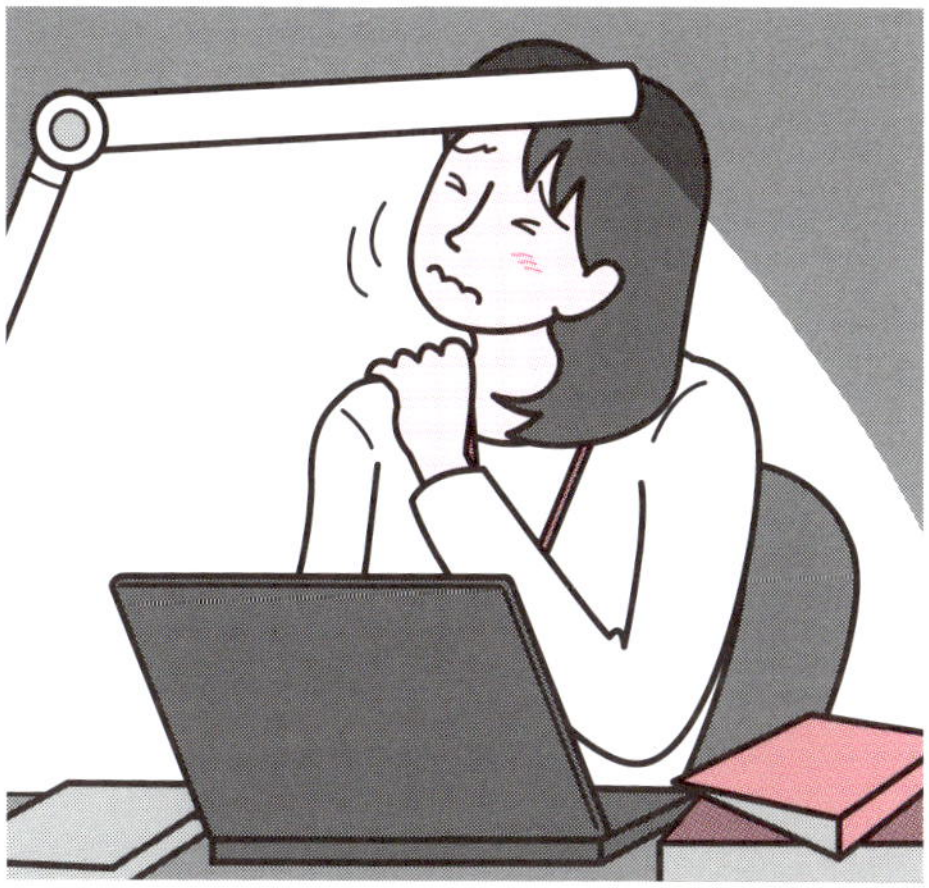

今までのぶんを取り戻そうと、がんばりすぎる人も。復帰という事実が軽躁を招きやすい

就職 復職

就職も復職も、それ以前の病状によって、注意することが少し違う。

うつからの復帰は無理をしない

うつ状態の期間は長いので、焦りから早めに復帰してしまう人もいる。しかし、よくなっていないまま復帰すると、再発の可能性が高くなる。短縮勤務から始め、様子をみながらゆっくり通常勤務にしていく。仕事の内容や、勤務条件なども、職場と相談して、無理をしないようにしたい。

躁からの復帰は慎重に

本人が「もうだいじょうぶ」と言う、表情も明るく体調もよさそう。——これだけでは躁状態からの回復途上にあるのか、本当によくなったのかが、周囲にも本人にもわからない。気分安定薬だけで気分が安定しているかどうかが、判断の目安。復帰もいきなり通常業務ではなく、段階を経て。

再発しないよう注意

無理せず慎重に働きはじめる

最初は試し勤務や慣らし勤務など、短時間の勤務から始めます。まず、会社の規定があるかどうか確認を。最初のうちは疲労がたまり、心身の負担も大きいものです。医療機関にはきちんと通い、再発予防に努めます。

体験談　復職して一年経った

前回は復帰してすぐに通常勤務につかせてもらいました。自分では治ったと思ったからです。でも、まもなく再発して病人。これでは会社も困りますよね。

今回は復帰してもしばらくは時短勤務でした。復帰したばかりのころは緊張からか、金遣いが荒くなったこともあります。

今は一年経ちましたが、再発することなく、仕事をしています。復帰した後、仕事の量が減らされ、がっかりしたけれど、私にはよかったのかもしれません。

経済面

障害年金だけでは生活していけない

現在、公的な経済支援は障害年金が主です。しかし、金額的に十分とはいえません。しかも医療費はかかるし……厳しい生活を強いられています。

お金の心配

収入は少なく、増やすには再発を防いで働きつづけるしかないと思われます。双極性障害では、思わぬ出費の心配がある人もいます。

一生、障害者手帳を使う生活になるのか

仕事はアルバイト。障害年金を足してもギリギリ

いざとなったら自宅マンションを売るしかない。でもその後は、どこに住む？

軽躁のときにした買い物の支払いに追われる。いくら払っても終わらない

障害者枠で求職するのは気が進まない。自分では重症だと思えないし

生活保護を受けるのは申し訳ない

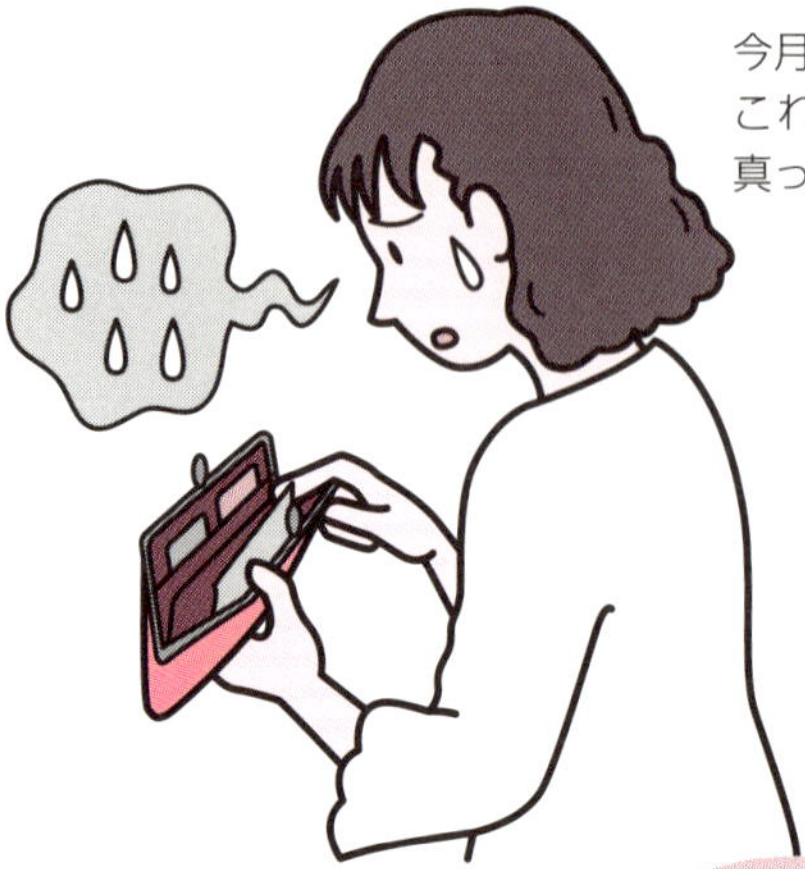

今月の生活費はこれだけかと、真っ青になる

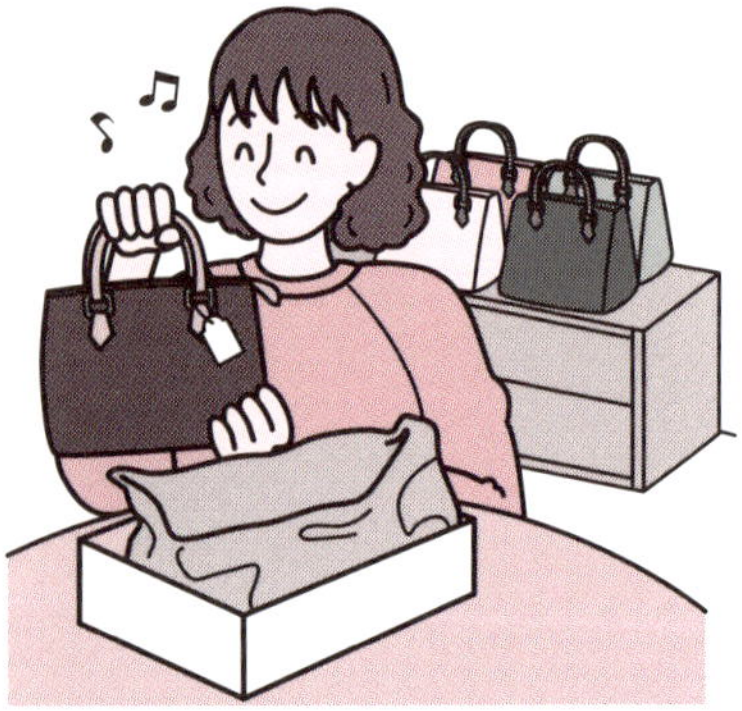

ブランドのバッグなど、今までいくつ買ったかわからない。絶対後悔するのに

公的補助だけではやっていけない

どんな病気でも長期間働けないと、生活費の心配が出てきます。精神疾患にも公的補助がありますが、金額的には十分なものではありません。やはり、なんらかの方法で定期収入を確保しておかないと、生活そのものがなりたたないのです。

公的な経済支援

経済面では、下記のような公的な支援があります。どのような内容か、どうすれば受けられるかなどは、自治体によって違うので、確認してください。

本人	障害年金	年金の障害給付、障害基礎年金ともいう。障害が認められれば、年金が早期から支払われる。受給資格は細かく決められていて、受け取れるかどうかは人による。受け取れる金額は過去に納めた保険料の状況により、一律ではない。
本人	手帳	精神障害者保健福祉手帳。税金の減額や、自治体によって公共交通機関の無料パスなど。患者さんの状況によって等級が決まり、その等級に合った福祉サービスが受けられる。有効期限が2年で、2年ごとに更新していく。
本人	自立支援医療	精神科の病院やクリニックなどに通院している場合、かかった医療費の一部が補助される。低所得世帯には、医療費負担軽減措置がある。高額治療継続者には、一定の負担能力があっても、ひと月の上限が設けられる。
本人	生活保護	精神疾患に限らず、病気やけがで働くことができないため、収入がない、もしくは不十分なとき、最低限度の生活を保障する制度。不動産などを処分し、年金などほかの援助を優先しても、足りないぶんが補助される。
家族	扶養共済	患者さんの保護者向け。保護者（家族）が、一定の金額をかけておき、保護者になんらかの事情が発生して収入がなくなったときに、患者さんに支給される。保護者の死亡、身体機能の低下、損傷などが、その事情。

相談先

公的な支援を受けられるか、どのような支援があるかなどを、相談する窓口です。

地域活動支援センター
障害者が対象。地域包括支援センターとは別

自治体窓口
居住地の役所の福祉課や年金課

精神保健福祉士
病院や保健所、福祉事務所で紹介してもらう

精神保健福祉センター
地域の精神保健の公的機関

生活リズムをしっかり管理する

双極性障害になっても、ほとんどの人は安定しています。定期的に受診し、薬を飲み、規則正しい生活をすることで、自己コントロールができるのです。

自己コントロールをしていきたい

生活リズムを安定させるには、まず、自分の生活リズムを知っておきます。そのうえで、リズムを乱すことは避け、気持ちを穏やかに保つ工夫と努力をします。

ストレスも病気を悪化させる因子です。自分なりのストレス対処法をもちましょう。

生活リズムの節目

ポイントは睡眠時間と食事の時間。そして仕事です。それぞれの時間を決めてリズムを整えます。

起床

就寝

食事

出勤

帰宅

眠くなくても……

睡眠のリズムが乱れると、眠くならないことも。就寝時間を決めたら、横になって、朝まで照明を消す。夜更かしや徹夜は躁転のきっかけになる。

やらないこと

リズムを乱し、気分に影響しそうなことは、たとえ好きなことでもやりません。

興奮しすぎないように注意している。ゲームはやらない、テレビは原則的に見ない

コーヒーは飲まない。カフェインを含む飲み物は気分を高揚させる

酒を飲み過ぎないようにしている

夜更かし厳禁。テレビやゲームをだらだら続けない

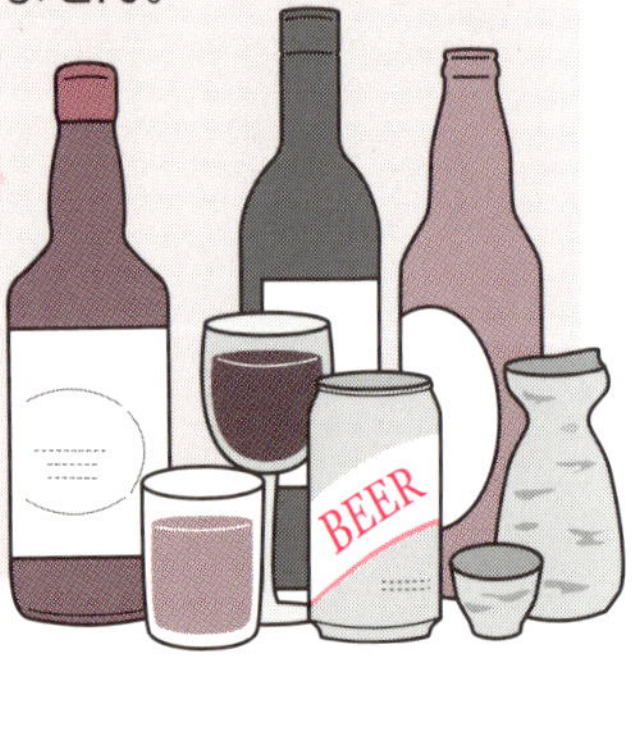

酒で失敗した患者さんは多い

できること

気分を安定させるため、自分に合った方法を考えます。

深呼吸をする

イライラしているときには、音楽を聴く。あまり静かな音楽だと聴いていられないので、ポップスなどがいい

時間をコントロールすることが、気分をコントロールすることにつながる。毎日、やることの時間を決めて守る

生活リズムを規則正しくする。とくに寝る時間は絶対11時

なにごとも「ゆっくりペース」でやるようにしている。つい焦るほうなので

毎日起きたらまず朝日を浴びる。朝日を浴びる大切さをみんなにもっと知ってほしい

よい香りのする環境づくり。とくに室内の香り

病気のライフチャートを描く。自分の症状のパターンがわかる

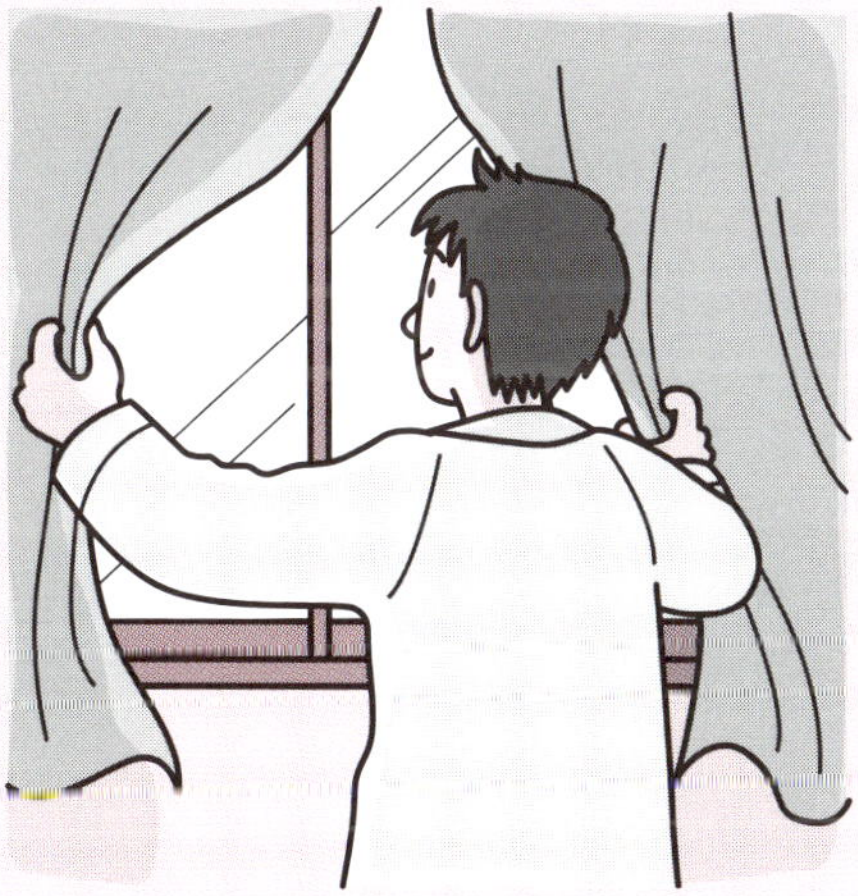

起きたら、まずカーテンを開ける。雨の日も曇りの日も同じ

（例）

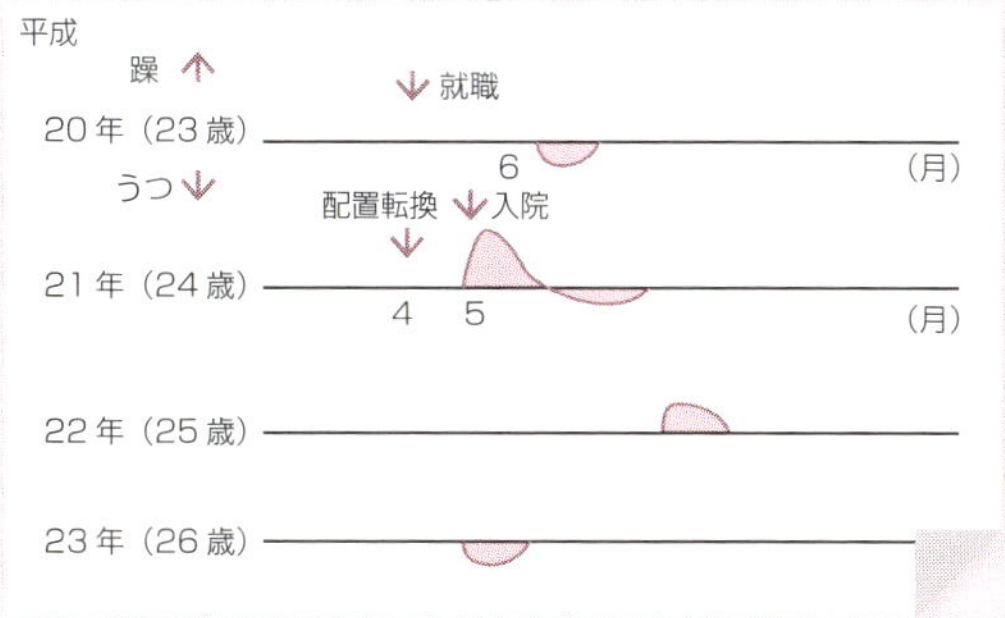
平成
躁
うつ
就職
配置転換
入院
20年（23歳）
21年（24歳）
22年（25歳）
23年（26歳）
6
4
5
（月）
（月）

年単位の、ごくアバウトなものでいい。大きなできごとも記入

自己の安定

今、生きていることに感謝したい

双極性障害でも気分が落ち着いていて、穏やかに暮らすことができています。病気の苦しさを知っているからこそ、自己コントロールできていることがうれしいのです。

気分を把握する

うつ状態や躁状態が進むと、気分をとらえることができなくなります。早めに、客観的に、気分をとらえて自己コントロールにつなげます。

「オレ、おかしくなっているかな」と家族に聞いてみる。意見は素直に尊重する

とくに「上がっていないか」に注意する

薬を決められたとおりに飲んでいるので、気分に大波はない

気分のチェックシートをつくって、毎日記入している

再発の予兆がないか、つねに気をつけている

少しでもマイナス気分があると、「私はうつだ」と思い込み、なくそうとしていたと気づく

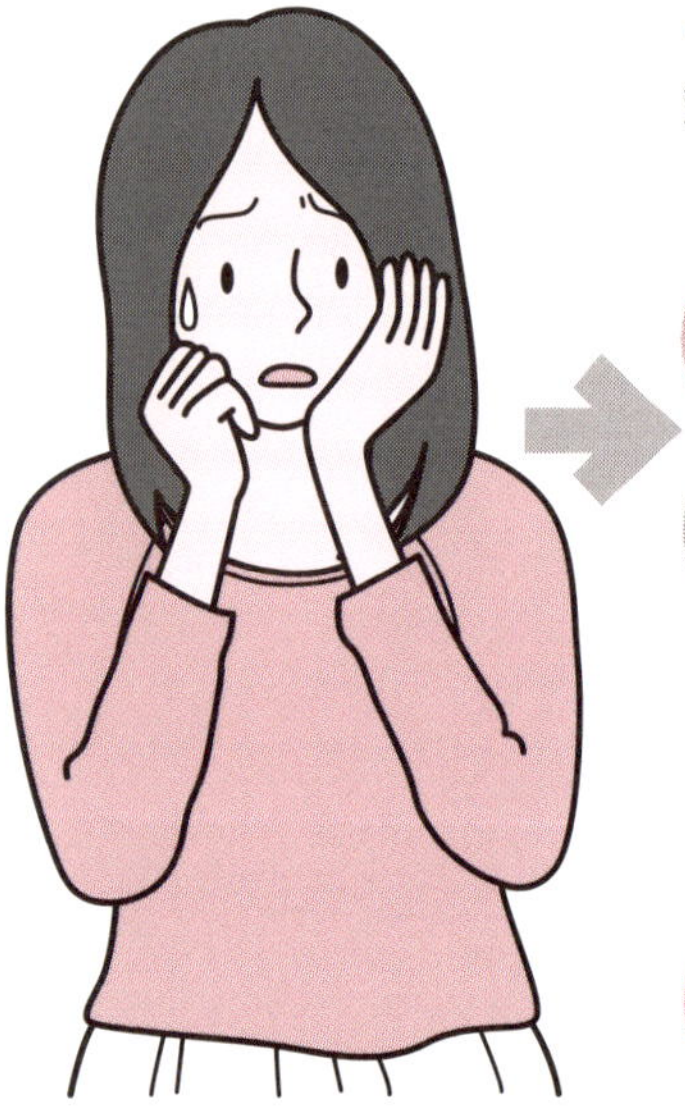

考え方を変える

ものごとをマイナスでとらえるのではなく、プラスでとらえるようになれたことも、気持ちの安定に貢献しています。

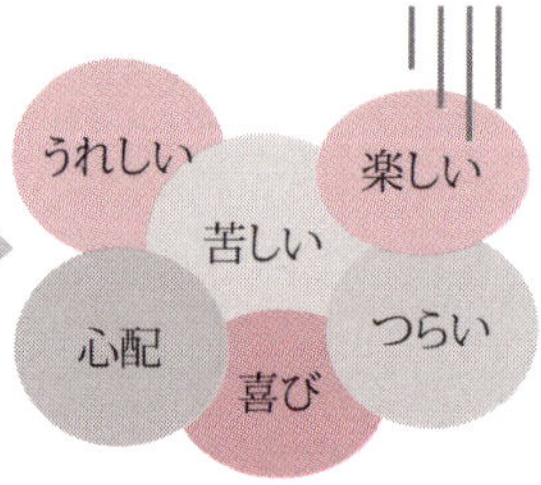
うれしい
楽しい
苦しい
心配
つらい
喜び

誰でも悩みや心配はある。でも自分が病気だからと、マイナスの気持ちに着目して、まだよくないと思い込んでいる

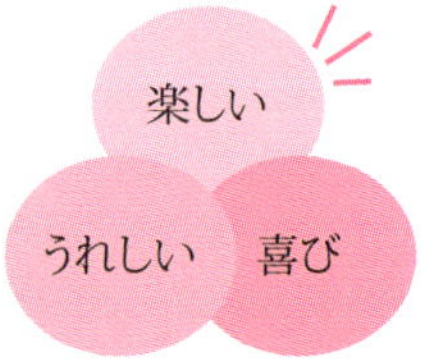
楽しい
うれしい
喜び

葛藤のない人生はありえない。多少の悩みは生きている証

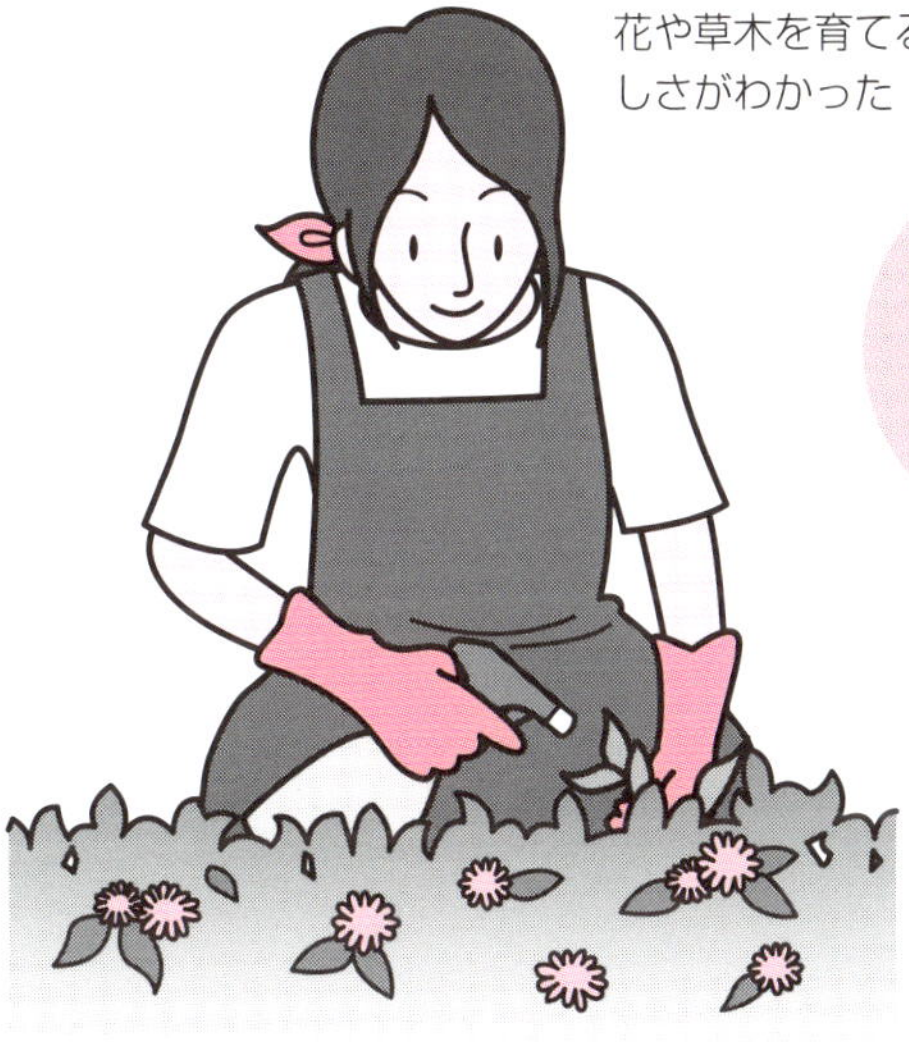

花や草木を育てる楽しさがわかった

最近感じていること

病気を受け入れ、自分なりの生き方を構築できるようになりました。

価値観が変わった。仕事第一、完璧にしないとダメと思っていたが、もう少し自分の生活も大事にしないと

今、生きていることに感謝している。病気とともに生きていこうと思う

新しい趣味を見つけ、楽しめるようになった

普通にご飯を食べ、眠り、話す。こうした当たり前のことすべてがうれしい

病気にふりまわされてきたが、その過程で、得たものも多かったと思う

毎日同じことのくり返しの日々だけれど、いつもと同じ朝がくるのは幸せ

今までは自分の限界がわかっていなかった。これ以上進んだら破滅していただろう

私、笑ってもいいんだ

穏やかな気持ちになれてうれしい

一時は死ぬことも考えたけれど、落ち着いて本当によかった。今は感謝の言葉も出るけれど、この心境に至るまでは苦労の連続。家族や主治医の協力を得ながら、自分も努力して、穏やかに暮らしていこう。……そんな気持ちになれた時が人生の再出発かもしれません。

体験談

頭に「死」しかなかったけれど

二五歳のときに発病して以来、ずっと「死ぬ」ことばかり考えてきました。こんな私が世の中のなんの役にたつんだろうと自分を責めてばかりいたのです。

でも今は「生きる」ことで頭がいっぱい。きっかけは自殺未遂です。病院で気づいたとき「助けてもらった」と感じ、生かされた意味がきっとあるのだろうと考えるようになりました。多くのものを失いましたが、目には見えない多くのものが得られたと思います。

COLUMN

自己コントロールのための8ヵ条

（　）内は本書で関連するページ

1 本人も家族も、病気をよく理解する （P 50）
2 病気を受け入れる （P 48）
3 再発予防のための薬を飲む （P 60）
4 正しい薬の作用・副作用の知識をもつ （P 56）
5 100％をめざさない （P 78）
6 再発の予兆を知る （P 62）
7 生活のリズムを保つ （P 76）
8 自分のストレスを知り、いろいろな対処法をもつ （P 76）

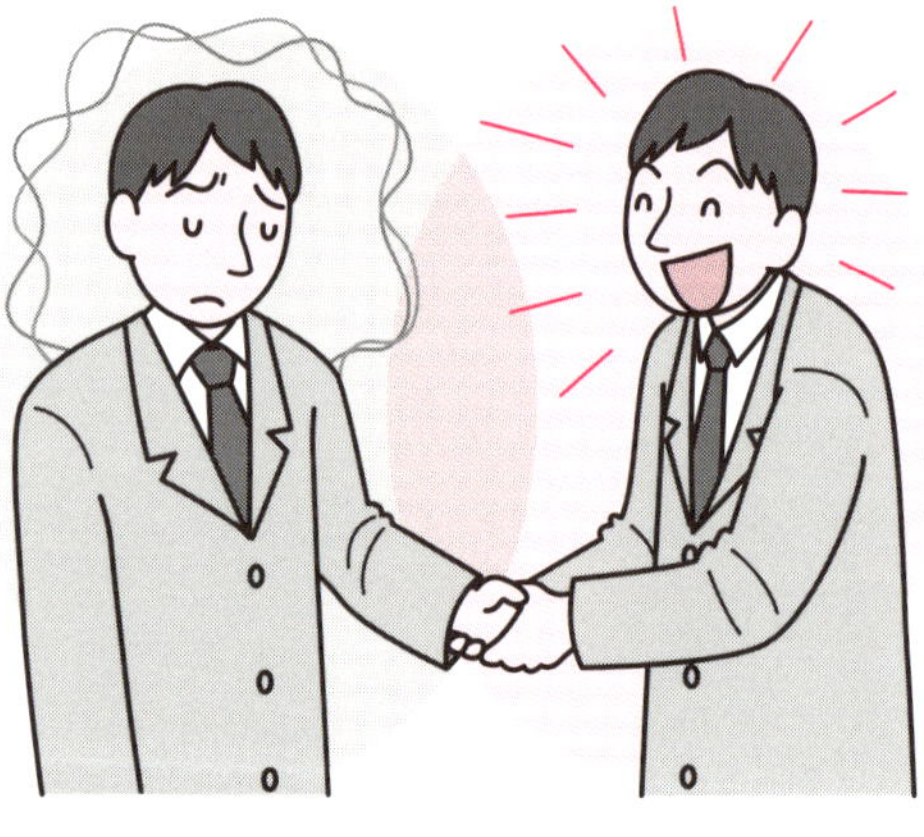

自分の病気を受け入れることがスタートだった

つねに意識しておきたいこと

自分が病気だとあまり考えないほうがいいという人もいます。しかし、双極性障害には再発という大きなリスクがあります。つねに自己コントロールすることが大切なのです。上記はそのための例です。自分なりの八ヵ条をつくってもいいでしょう。

5
人間関係の大切さに気づいた

いちばん大切なのは、
やはり、人間関係。
この病気は、周りの人たちを巻き込み、迷惑をかける。
とくに家族には、本当に苦労をかけている。
どうか自分を見捨てず、一緒に病気と向き合っていってほしい。

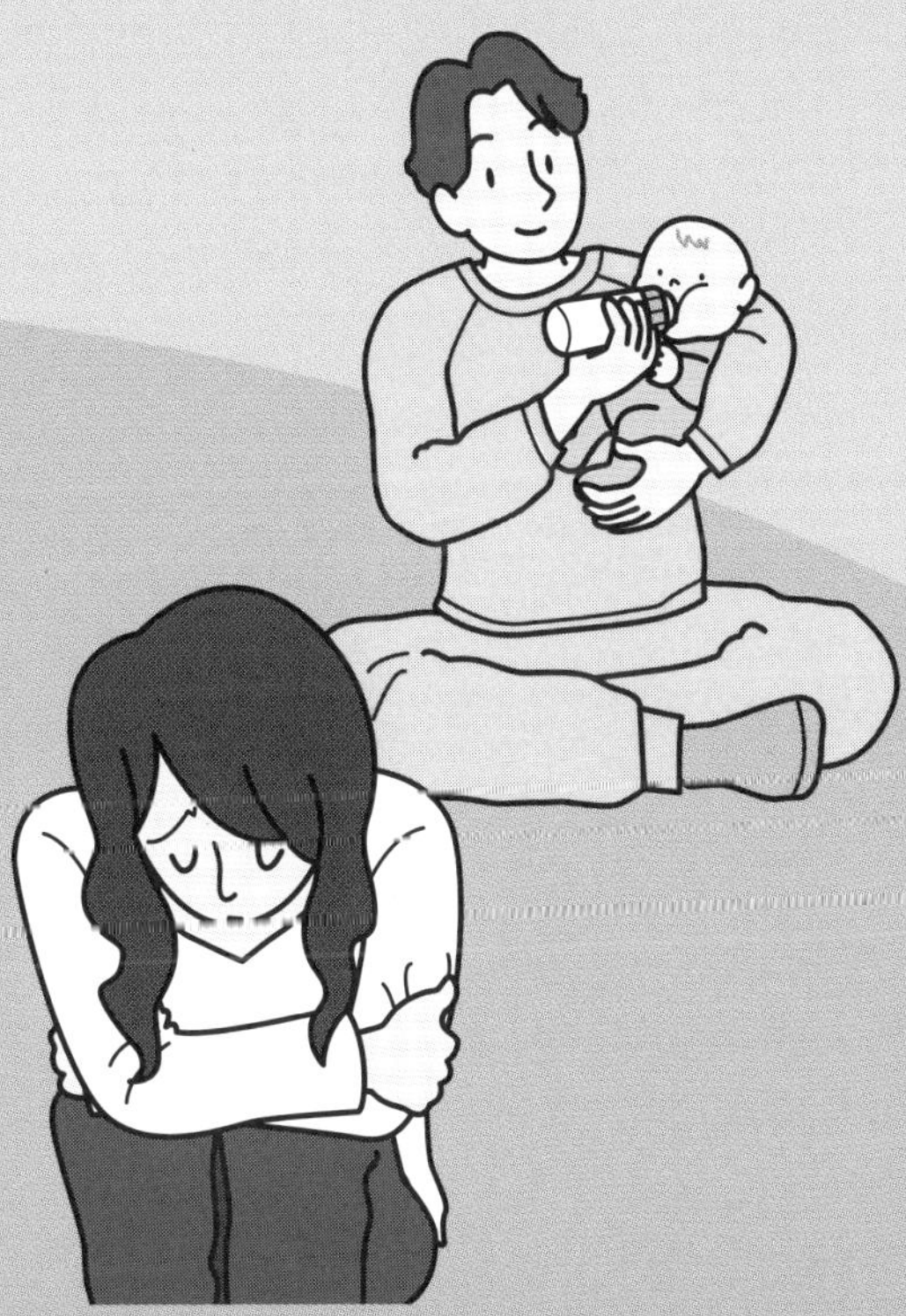

症例

警察ざた、離婚騒動……家族も周囲の人も苦労の連続

様子の変化

夫の様子が変だと思ったのは15年前。最初は部下を解雇したなどと言っていた。

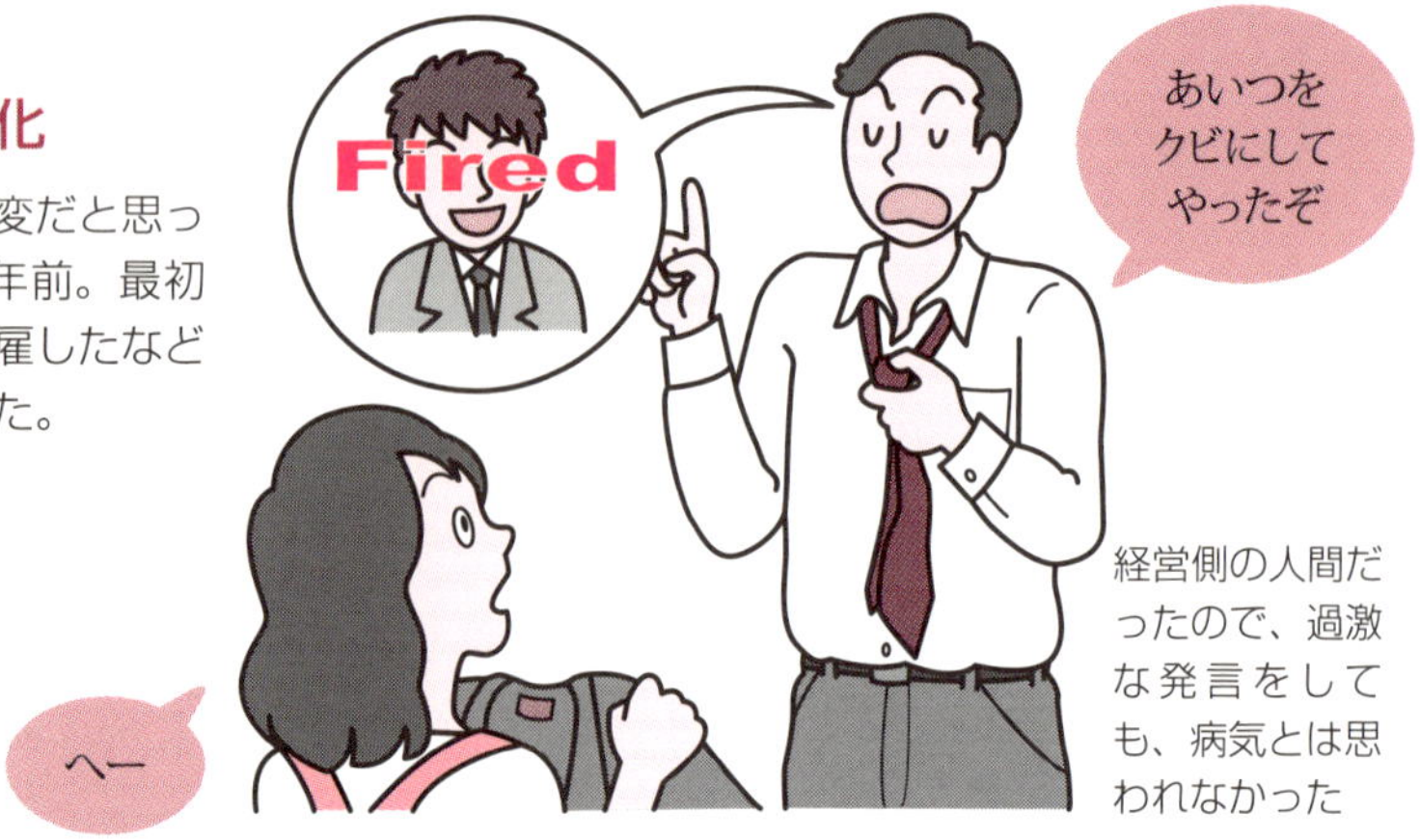
Fired
あいつをクビにしてやったぞ
へー

経営側の人間だったので、過激な発言をしても、病気とは思われなかった

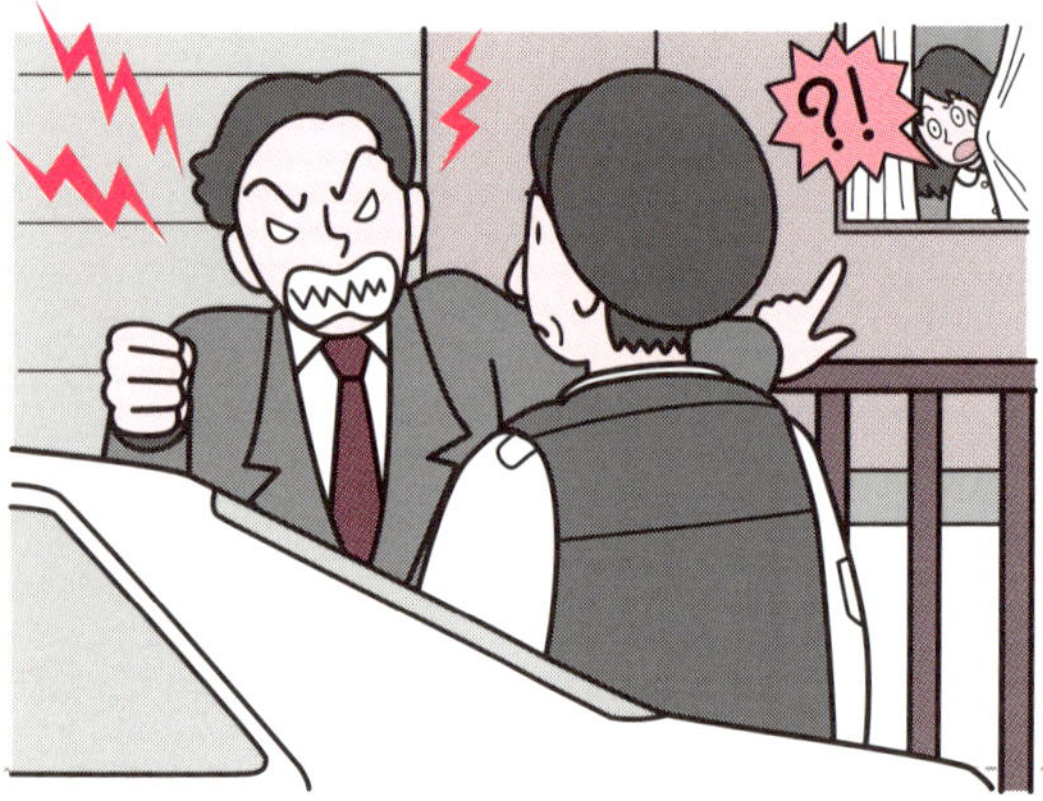
?!

外が騒がしい

その後、義父（夫の父）が亡くなったとき、激しい症状が出て双極性障害と診断された。

ある日の明け方、外が騒々しい。外で夫がどなっているようだ。パトカーの音もする

警察ざた

夫は明け方に帰宅し、カギがかかっていたため家に入れなかった。合鍵を使うか、私に電話をすればいいのに、いきなり警察をよんでしまった。

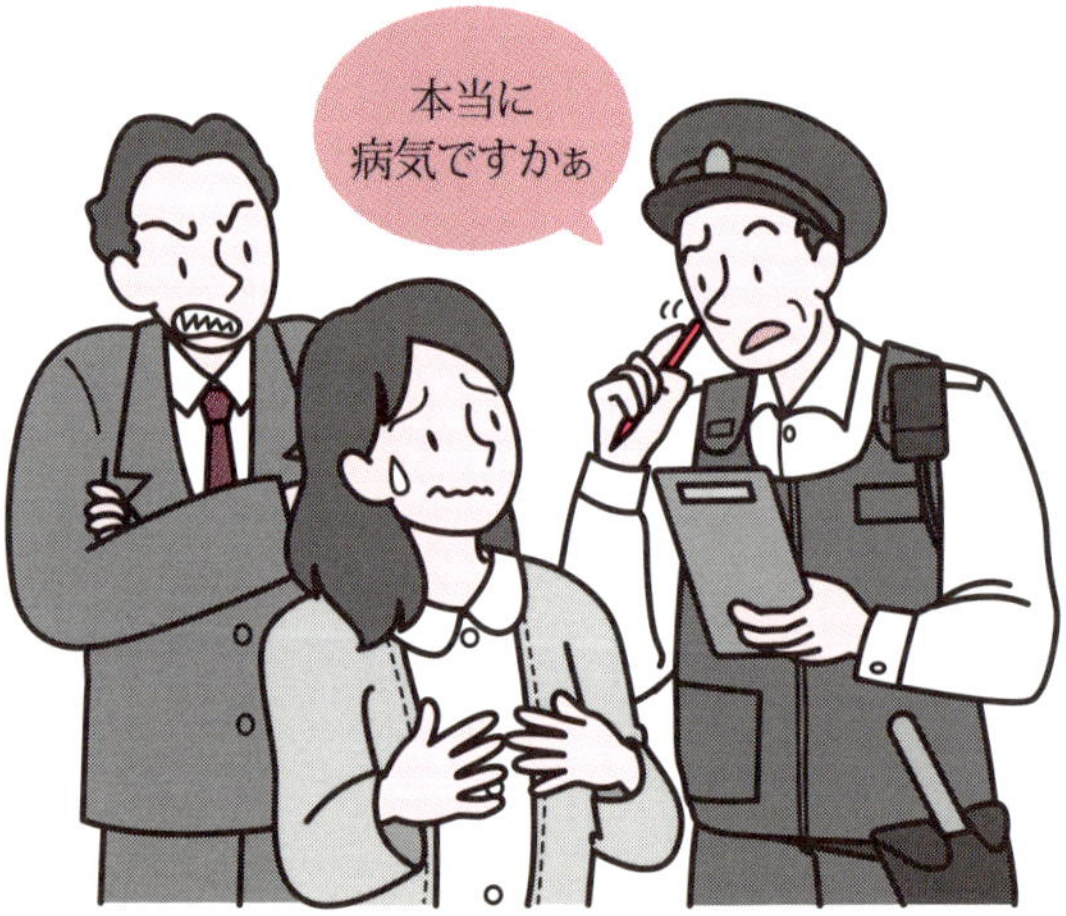
本当に病気ですかぁ

私は「夫は病気なので」と謝ったが信じてもらえない。主治医から電話で説明してもらった

うつになると

うつ状態のときには、すごくだるそうだが、なんとか会社に行き、仕事をしているようだ。人が変わったように。

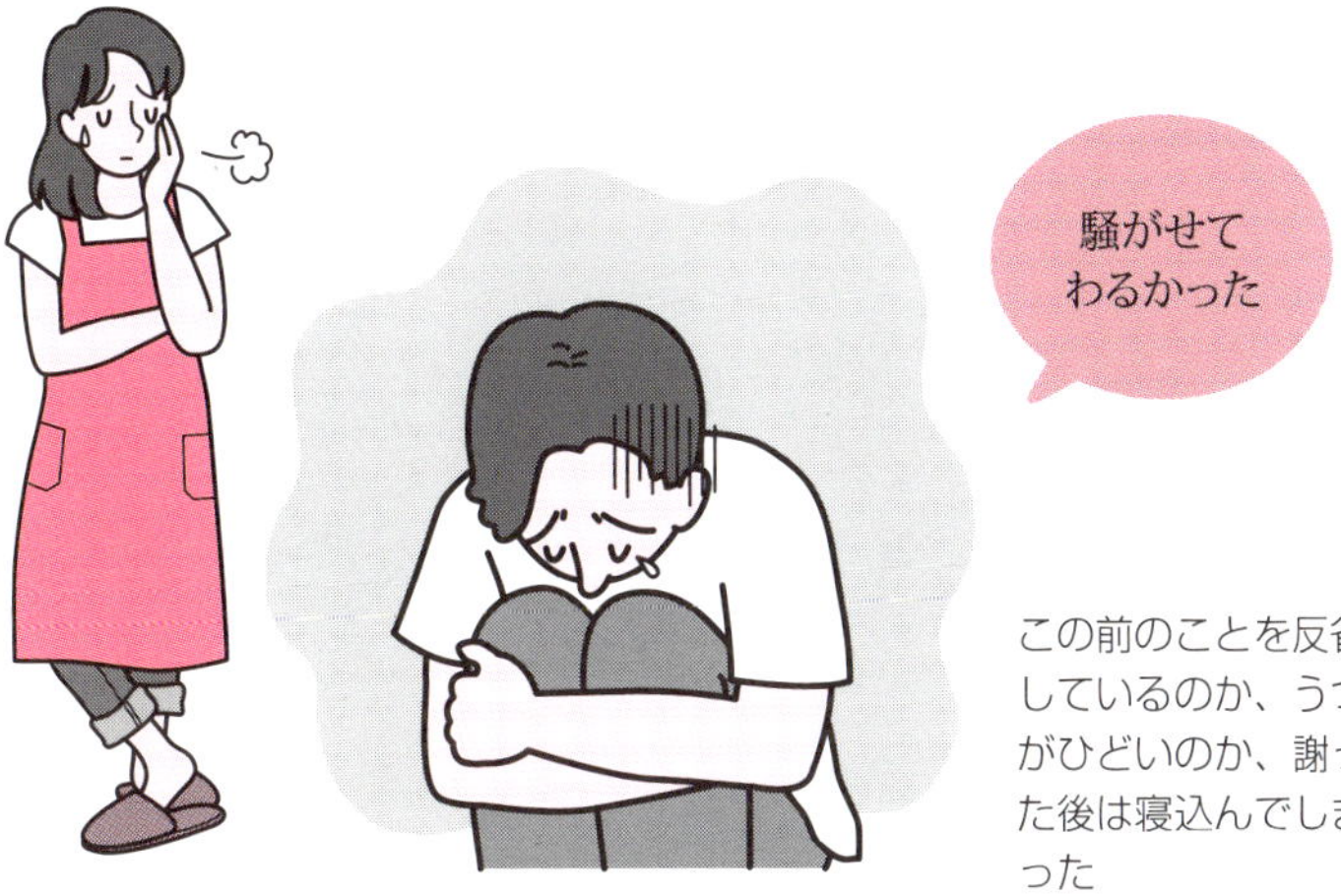
騒がせて
わるかった

この前のことを反省しているのか、うつがひどいのか、謝った後は寝込んでしまった

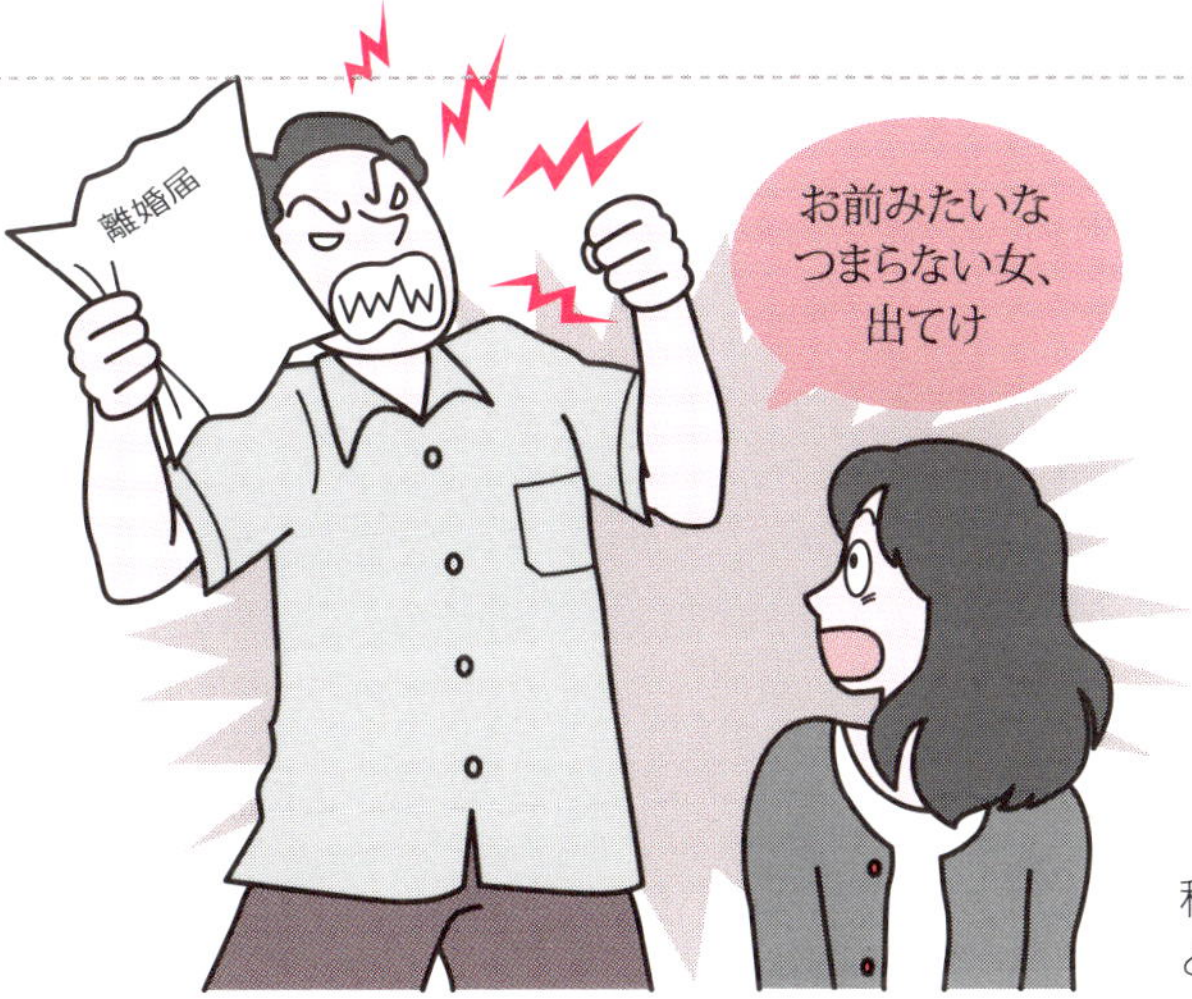
離婚届
お前みたいな
つまらない女、
出てけ

私の苦労も知らず、と情けなくなる

躁になると

数ヵ月後に躁が再発。離婚届を用意してきて、印鑑を押せという。じつはもう４回目。私も何度別れようと思ったかわからない。今回は、なんと弁護士までたててきた。

家族を守りたい

翌日、その弁護士のところに相談に行った。私は「夫と対立する気はない、家族を守りたいだけだ」と話した。――その決心は今も変わっていない。

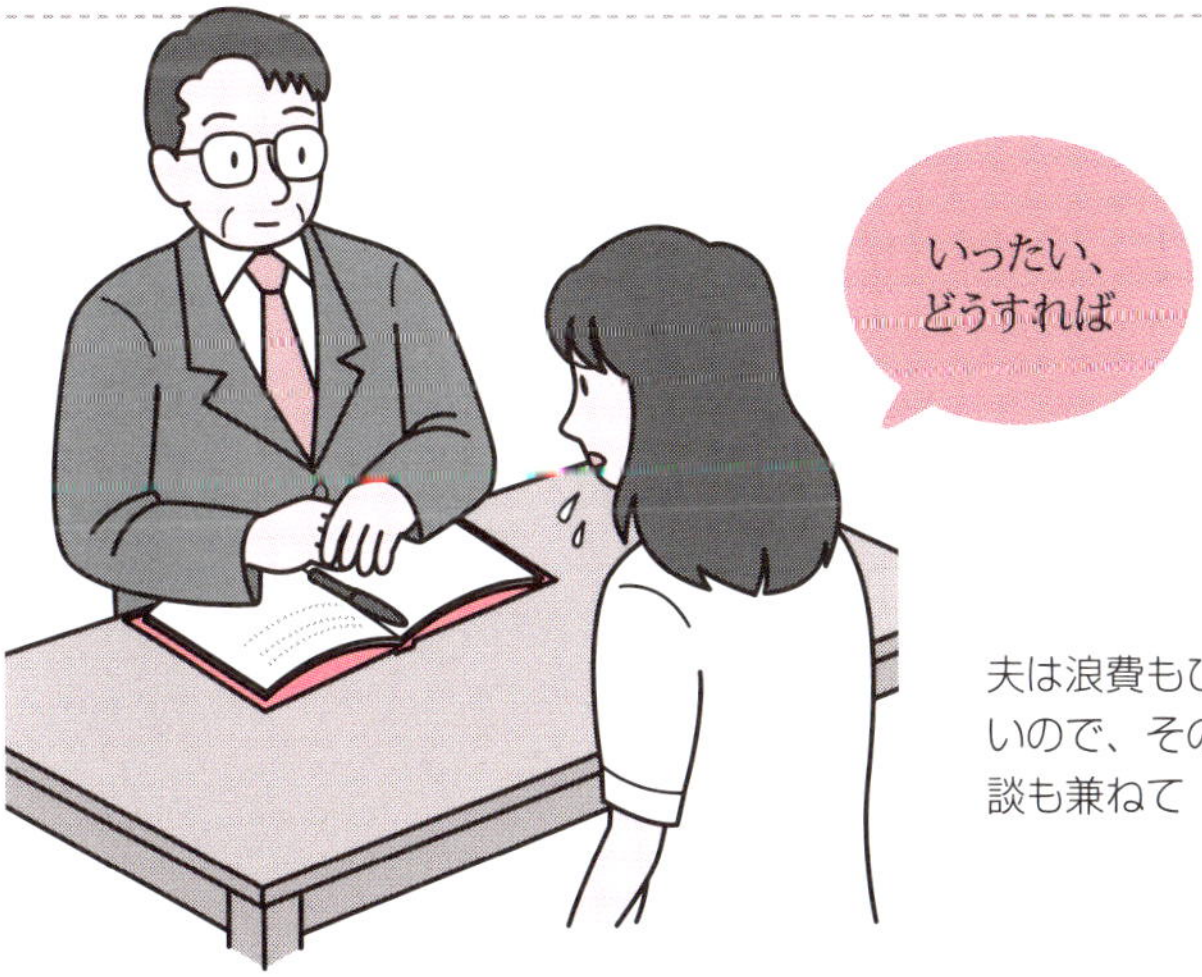
いったい、
どうすれば

夫は浪費もひどいので、その相談も兼ねて

本人から家族へ

おかしいと思ったら言ってほしい

躁状態のときには自覚がないので、家族や身近な人に忠告してほしいのです。
いざとなると聞けないかもしれないけれど、それでもあきらめずに言ってほしいのです。

最初のうちは

家族に「なんか、おかしいのでは」と言われても反発するのは、本人が自覚できないからです。

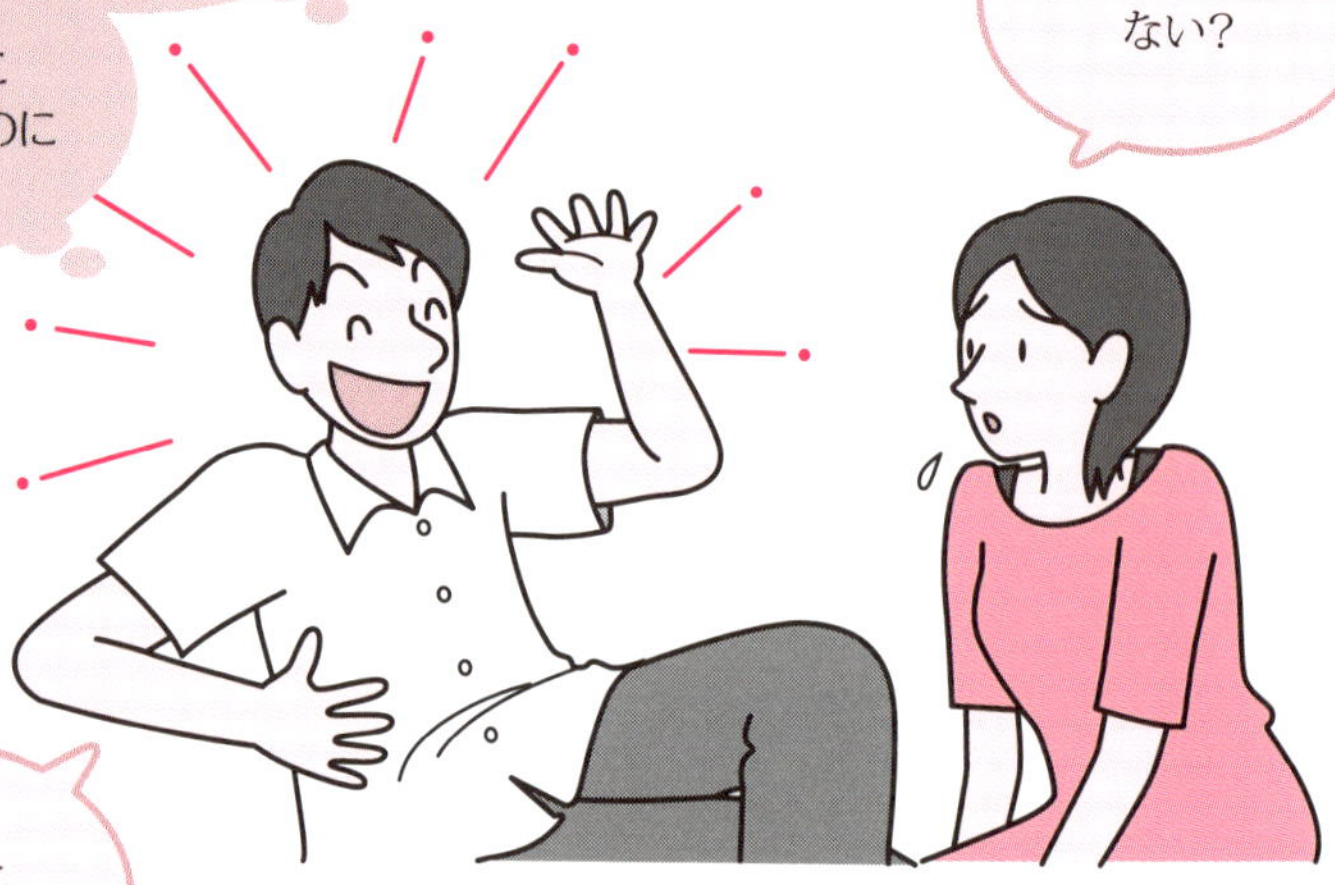

なんでもできそうなほど気分がいいのに、なぜ水を差すようなことを言うのだろう
こんなに絶好調なのに
おかしいんじゃない?
んなわけ、ないだろー!

家族は、いつもと様子が違うとは感じつつ、病気だとは思い至らないことが多い

本人は

家族や身近な人たちに何度も迷惑をかけていて、自分はもう信用を失っているだろうと感じています。

詐病《さびょう》だと思っているんじゃないか

家族の信用を完全になくしているなあ

病気なんだから、諭すように言ってほしい

おれに命令しないでほしい。自分のことは自分で決める

そんなに厳しいことを言わず、もっと優しくしてほしい

くり返すうちに

忠告を聞かないながらも本人は、再発したら困る、忠告を聞いたほうがいいという思いも心の奥にはあるのです。

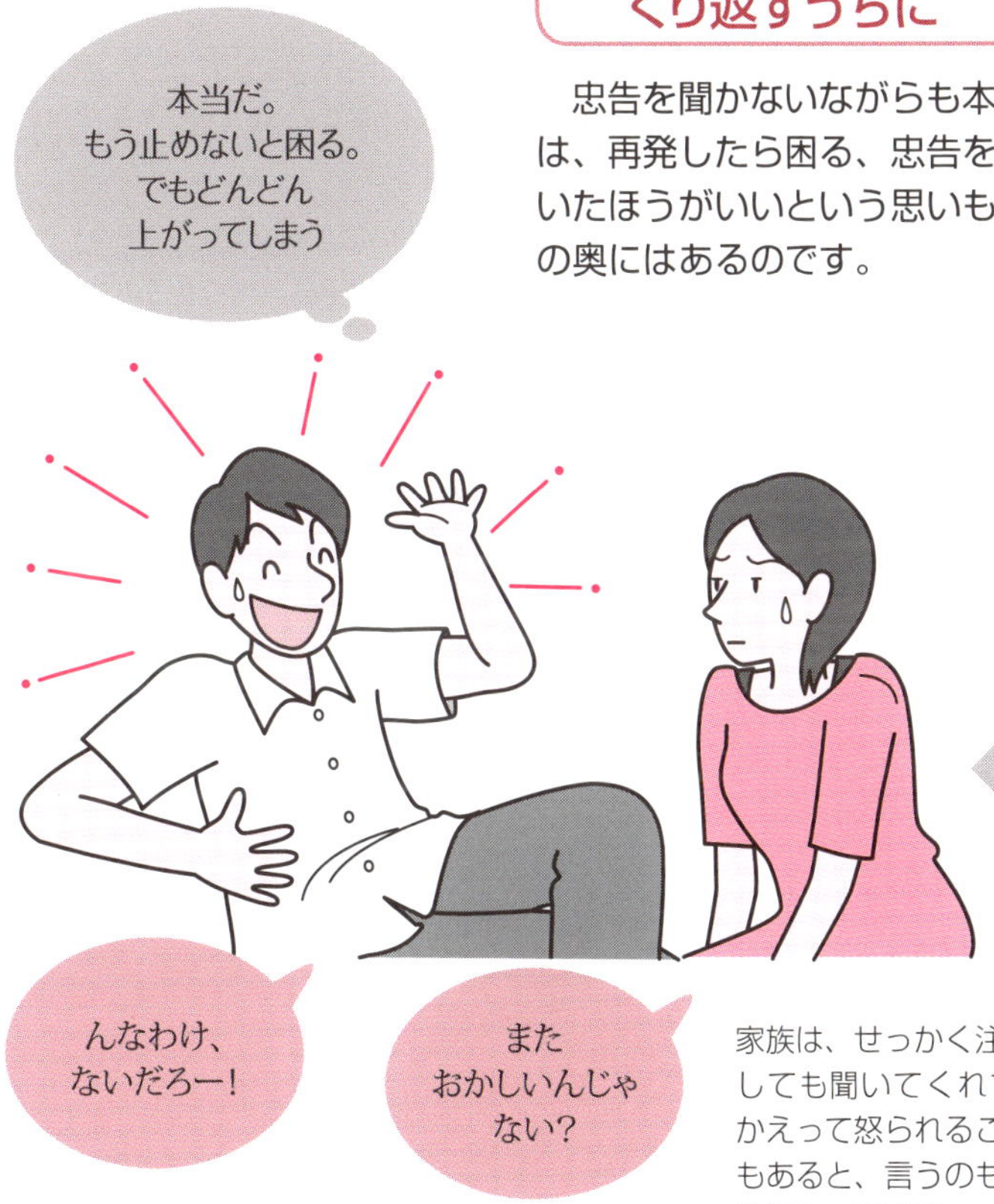
本当だ。
もう止めないと困る。
でもどんどん
上がってしまう
んなわけ、
ないだろー!
また
おかしいんじゃ
ない?

家族は、せっかく注意しても聞いてくれず、かえって怒られることもあると、言うのもいやになってくる

家族を頼りにしていても、うまく伝えられない

躁状態は本人には自覚がないので、トラブルを防ぎようがありません。頼れるのは家族だけ。しかし、肝心の家族に対しても、暴言を吐いたりします。

そのため家族ががまんしかねて、患者さんに怒ったり、厳しく接したりすることもあります。しかし、そうした言動は、病気に影響し、再発のリスクを高めてしまいます。

こうした悪循環から抜け出すのはなかなか難しいことです。

本人はうつが苦しい。家族は躁が大変

本人と家族では、病気に対する見方が一致しないようです。

躁状態のとき、本人は快調で気分がよく、活動的です。ところが家族にとっては、いつ、どこに行って、なにをしでかすかわからないこわさがあります。気の休まるときがありません。

うつ状態のときは動くことができず、黙って寝込んでいたりします。本人は苦しいのですが、家族にとっては、落ち着いているので、ありがたいと思えてしまうのです。

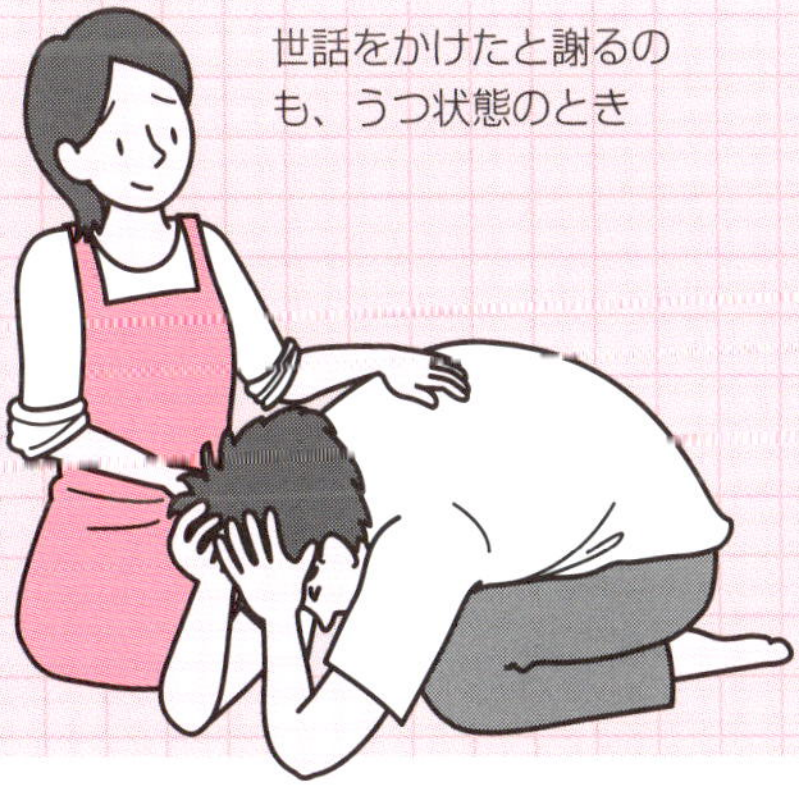

世話をかけたと謝るのも、うつ状態のとき

家族の言葉や気持ちに感謝している

症状がおさまってくると、自分の言動によるトラブルで家族に大変な思いをさせていたらしいと、わかってきます。家族の支えに感謝していると言う人も、徐々に増えてくるようです。

面と向かっては言いにくいけれど

ほかの病気も同じですが、病気とつきあっていくには家族の協力が欠かせません。とくに躁状態のときは、家族など身近な人は、ふりまわされ、後始末に奔走し、苦労を強いられている場合も多々あります。

家族の支えに対して、感謝の気持ちを伝えることも、大切です。

家族の協力が必要

とくに躁状態のときには、本人の話はどんどん大きくなってしまうので、同行してくれた家族からの報告が重要な情報源になります。

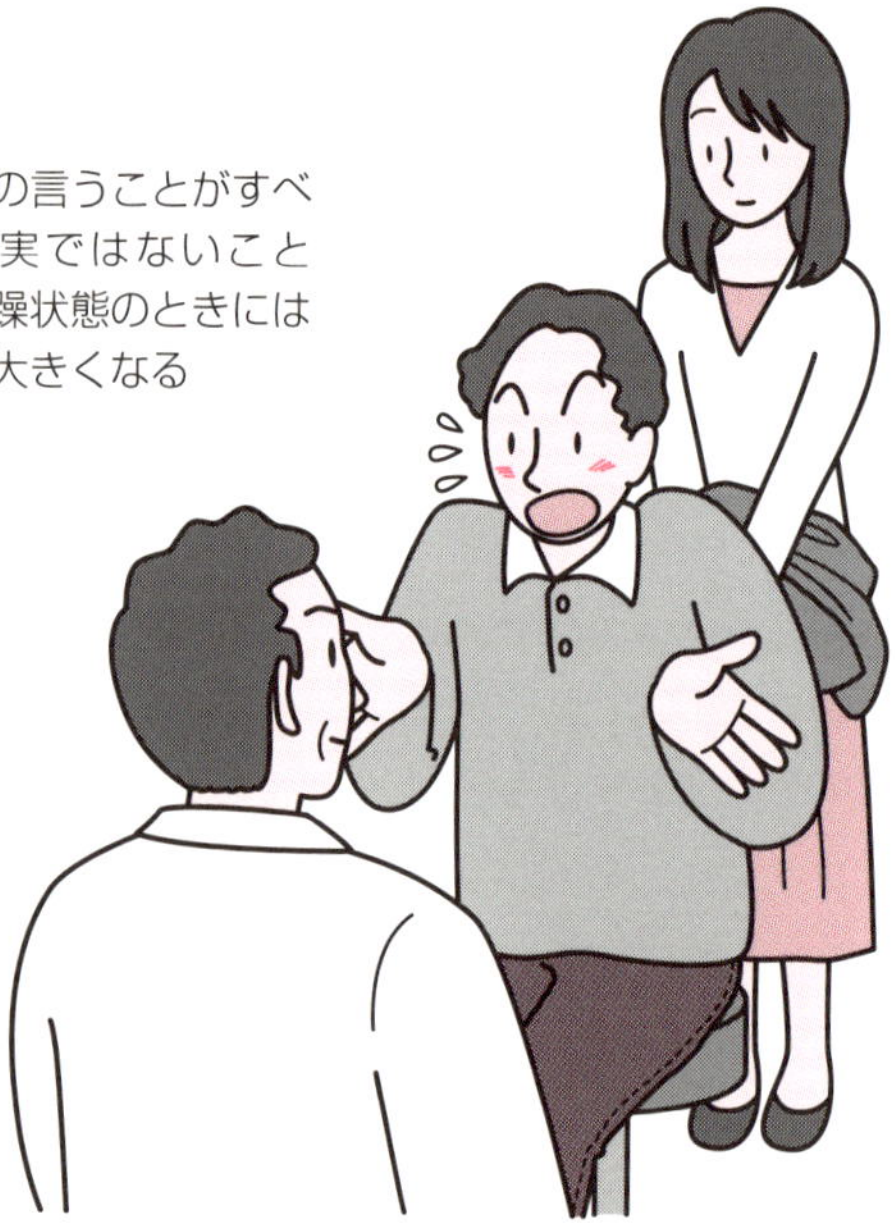

本人の言うことがすべて事実ではないことも。躁状態のときには話が大きくなる

体験談　離婚してから大切さがわかった

この病気は離婚が多いと聞きます。私も例外ではありません。

病気のせいで妻に言葉の暴力をふるっていました。妻の心を傷つけ、その傷は癒えることなく深くなっていく一方だったのです。ついに耐えかねた妻は「もう無理です」と、涙ながらに訴えました。そのとき軽躁状態だった私は「出てけ、出てけ、せいせいする」などと言い放ったのです。

妻は家を出ていきました。改めて荷物を取りにきた日、息子も一緒に出ていった家にひとり残り、ことの重大さに呆然としました。

症状がおさまっているとき、もっと妻をケアすればよかったのか、もっと病気のことを二人で話し合えばよかったのでしょうか。

心に響いた言葉

病気でつらい状態のとき、家族や友人、恋人などからの、こんな言葉が心に響いたと言います。

本で
朝の来ない夜はない
いつかこのつらい状態から抜けられると信じて

夫から
生きていてほしい
自殺未遂後に病院で気づいたとき、最初に言われた

親から
焦らずゆっくり
再発の兆候。意識的にゆっくり行動しようと思った

夫から
家事や育児の心配はしないで

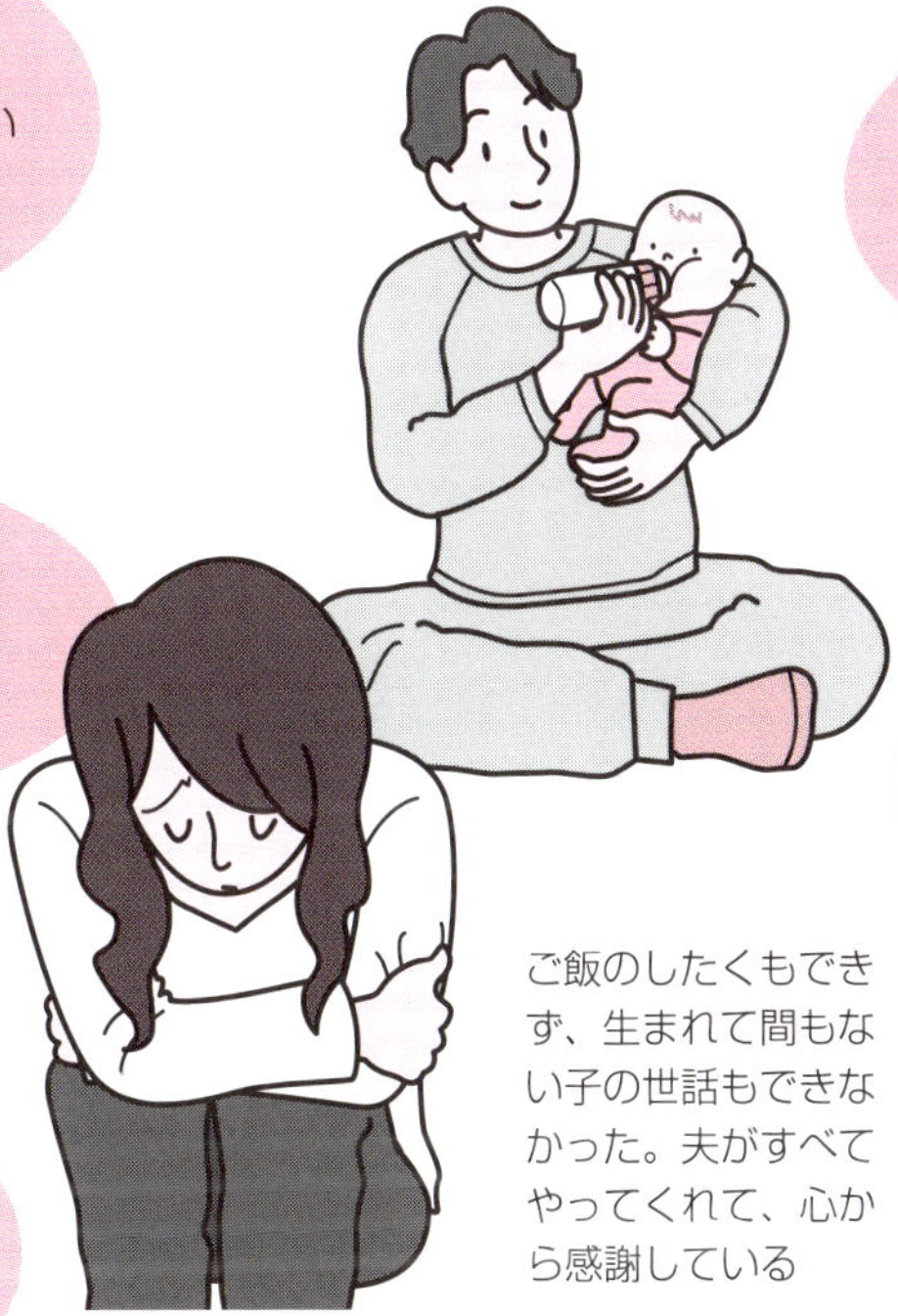

親から
今は仕事よりも病気を治すほうが大事
職場に復帰できず落ち込んでいたとき

ご飯のしたくもできず、生まれて間もない子の世話もできなかった。夫がすべてやってくれて、心から感謝している

妻から
あなたは大切な人
病気の私でも受け入れてくれた

妻から
生きているだけでいい
なんにもできない自分に絶望して自殺しようとしたとき。妻を心配させ、泣かせた

医師から
よくなりますよ
薬を飲めば楽になるとわかった

子どもから
今日は寝ていて
うつ状態のとき。薬を取りに行ってくれる。夫より子どものほうが冷静かもしれない

病気と知りつつ腹が立ってしまう

どんな病気の看病も大変ですが、双極性障害は家族の苦労が並大抵ではありません。とくに躁状態での騒動は大きなストレスで、ときとして家族は疲れはててしまいます。

躁状態のとき

初めての躁状態では病気とわからずに不愉快になるのも無理はありません。病気のせいだとわかった後でも、ひどいことを言われたら、やはり平静な気持ちではいられません。

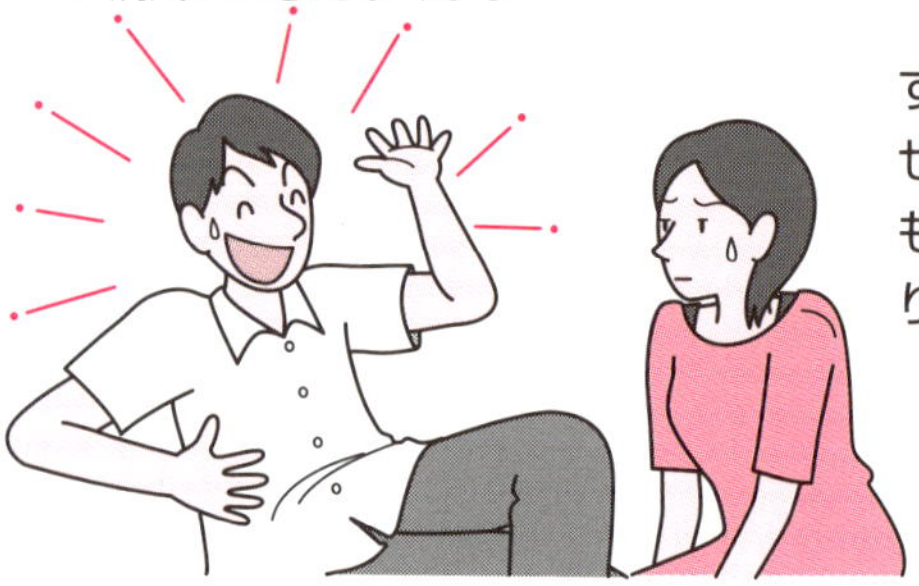
言っていることじたいは筋が通っている部分もあるので、病気とは思えなくなる

- 単に人を集めて騒ぎたいのか
- 本当に病気なのか
- 止めるともっとひどいことになる
- なんで私が怒られないといけないの!?
- 人が変わったようでこわい
- 聞いているのも疲れる
- 日頃の本音が出たのか

理屈ではわかっても感情で受け入れられない

せっかく病気を理解して本人を支えようとしているのに、躁状態で心ない言葉をかけられると、病気の症状だとわかっていてもつい感情的になってしまう。……これは、ごく自然な心の動きで、誰にでもあることです。

家族が怒るのも無理はないが

家族の気持ちが本人に伝わり、それがストレスになって、症状が悪くなるという悪循環に陥ります。

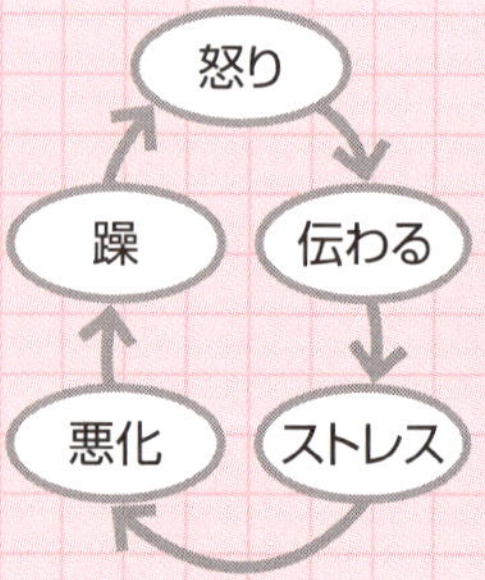

体験談

カードですぐに借金できる

夫は高揚するとお金をものすごく使います。通帳に残高などなくても、カードで借りまくります。カードは七枚もっています。それぞれの限度額が三〇万円で、合計して二一〇万円になりました。

ほうっておくと利子がどんどん膨らむので、私のささやかな貯金と子どもの貯金まで集めて、ようやく返済しました。すると、限度額がいっきに一〇〇万円にアップしたのです。七枚で七〇〇万！

カードをキャンセルしなくてはと銀行に行ったら、本人でないと手続きができないとのこと。こういうシステムは、どうにかならないのでしょうか。

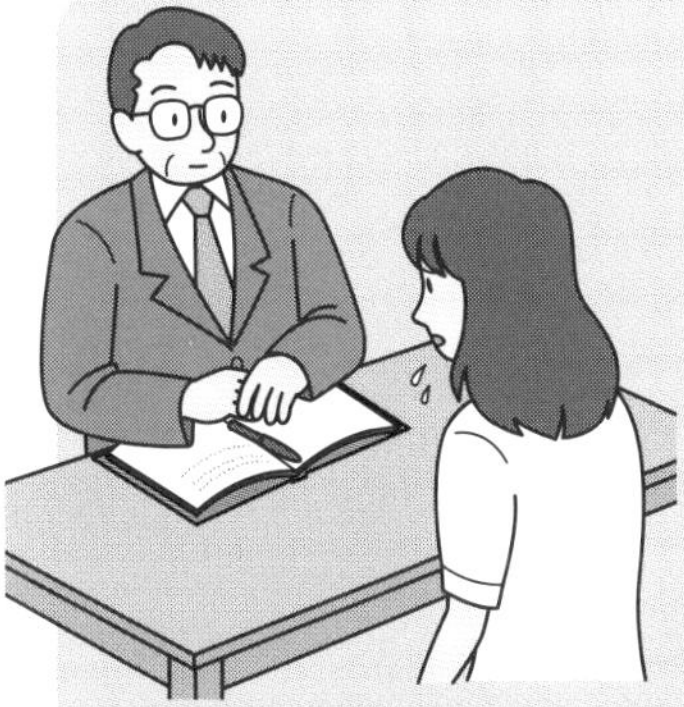
こういうときは弁護士に相談しよう。成年後見制度の利用など、対処法はある

夫の浮気は本当に病気のせいか

夫は、家族を捨ててある女性と一緒になると言いだしました。以前から躁うつ病（双極性障害）で通院していて、今回も躁状態なのかとも思います。確かに睡眠時間も三〜四時間ほどで、金遣いも荒くなっています。

でも、これは病気ではないのかもしれません。もともと外向的な性格で、人付き合いも多いほう。本当に浮気かもしれません。慰謝料をもらって離婚することを考えています。

もうすっかり治ったと何度言われたことか

妻は躁状態になると、病気は完全に治ったから二度とならない、と言います。双極Ⅱ型で軽躁なので最初はわからず、そういうものなのかと思いました。

そんなことが何度もあり、ようやくこれも病気が言わせていると気づきました。

他人の個人情報をもらす

躁状態になると、活動的になる夫。先日は、同窓会の名簿をつくると言いだし（幹事を引き受けたそうです）、深夜まで作業をしていました。もう寝たらと声をかけ、ふとパソコンの画面を見たら、その名簿には、名前、住所、電話番号、メールアドレスに加え、本人の同意をとったほうがよさそうな個人情報まで書いているのです。

必死で止めました。そのままメールで全員に送ったり、大変なことになるところでした。

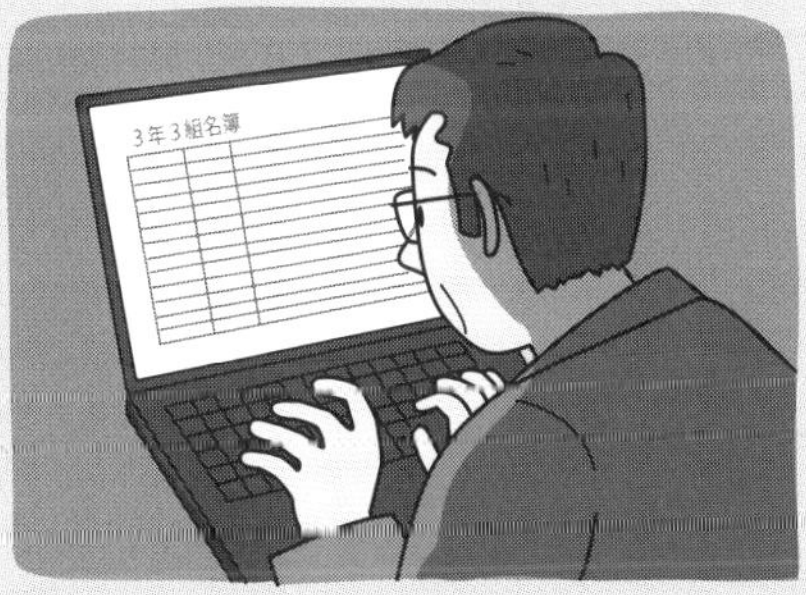

深夜、パソコンに向かって、夢中で作業をしていた

してあげられることはなかったか

病気にふりまわされ、疲れきってはいても、そこは家族。思いやる気持ちもあるのです。なかには、自分たちの言ったことやしたことが、病気に苦しむ人を傷つけたのではないかと悩む人もいます。

本人はつらいけれど家族もつらい

苦しいのは、もちろん病気をもつ本人ですが、家族の苦しみも察して余りあります。

けれども、本人の治療を軌道に乗せるには、家族も前向きな気持ちになることが、やはり大切なのです。

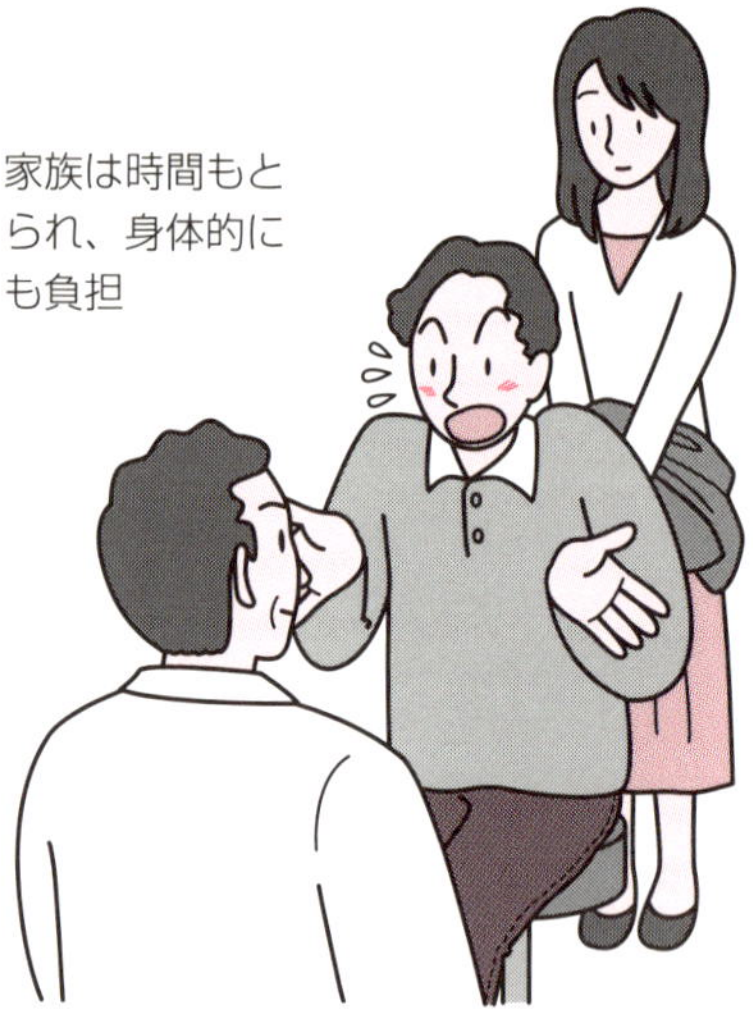

家族は時間もとられ、身体的にも負担

後悔

躁状態のときの本人に対してしたことを後悔する人もいます。家族だからこそ、ほかにどうしようもなかったのかと悩むのでしょう。

息子から

父親を強制入院させた。私と医師とで押さえ付けて鎮静剤をうち、眠らせて病室へ運ぶしかなかった。もっとほかの方法はなかっただろうか。

兄から

義妹（弟の嫁）が倒れた。「夜中にテレビ局に行って演説する」などと言う弟の躁に耐えられなかったのだ。もっと早くかかわるべきだった。

妻から

夫がうつで休職中のこと。私の職場に１日に何度も電話をしてきた。「職場には電話しないで。仕事のじゃま」と言ってしまった。病気で働けないと自分を責めていた夫には禁句だった。

妻から

罵倒されつづけ、それならと離婚したが、今も考える。躁うつ病だったのだから、もっと支えなくてはならなかったのだろうか。これから（元）夫はどうやって生きていくのだろう。

マイナスからプラスへ

本人だけでなく家族も、精神疾患という事実にうちのめされ、落ち込みます。しかし、これではなにも解決しない、現実的な対策を立てようと、徐々にプラス思考に変わっていきます。

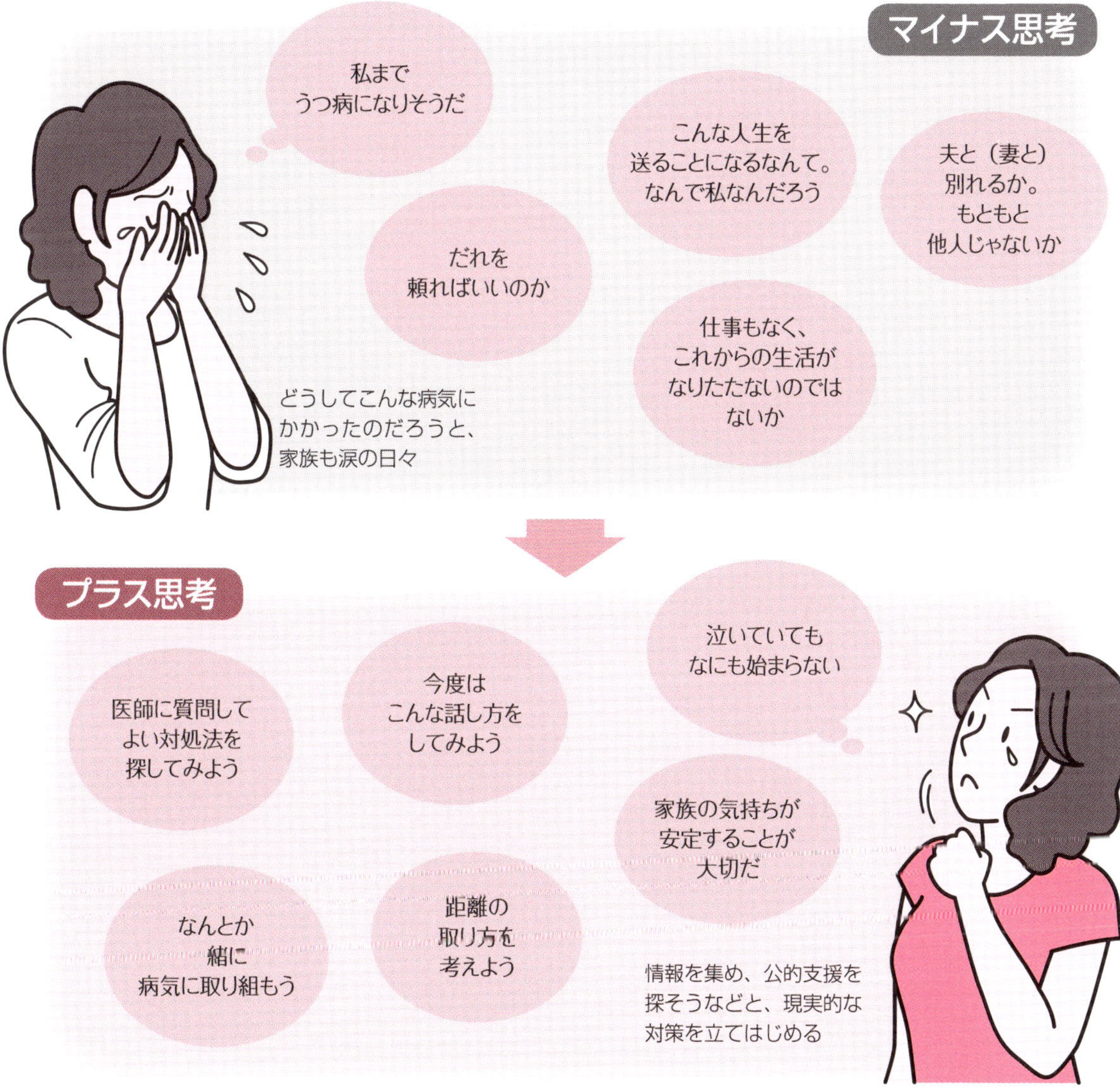
マイナス思考
私まで
うつ病になりそうだ
こんな人生を
送ることになるなんて。
なんで私なんだろう
夫と（妻と）
別れるか。
もともと
他人じゃないか
だれを
頼ればいいのか
仕事もなく、
これからの生活が
なりたたないのでは
ないか
どうしてこんな病気に
かかったのだろうと、
家族も涙の日々
プラス思考
泣いていても
なにも始まらない
医師に質問して
よい対処法を
探してみよう
今度は
こんな話し方を
してみよう
家族の気持ちが
安定することが
大切だ
なんとか
緒に
病気に取り組もう
距離の
取り方を
考えよう
情報を集め、公的支援を
探そうなどと、現実的な
対策を立てはじめる

家族から本人へ

再発の兆しがあったら早めに受診して

家族にとっての問題は、躁状態の再発です。薬を飲んでほしい、受診してほしい、入院してほしいなど本人に望むのですが、なかなかスムーズにはいきません。

「おかしい」と言っても……

躁状態になると、金づかいが荒くなるなど、行動が行きすぎてしまいます。様子が変だと思った家族がそれをとがめても、怒りだしたりして、なかなか穏やかに聞きいれてくれません。

再発の予兆がなにかを、本人と家族で確認して共有しておくと、躁の兆候がでたときに、早めに服薬や受診などの対応ができます。

家族から頼みたいこと

家族が本人にお願いしたいと思うのは、たとえば以下のようなことではないでしょうか。

- 躁状態が激しくなる前に入院してほしい
- 薬を処方されたとおりに飲んでほしい
- 再発の予兆に、自分でも気をつけていて
- うつ状態のとき、死のうと考えないで
- 周囲の人に迷惑をかけないで
- 同じ失敗をくり返さないで

体験談

自分で入院の書類を書いてくれた

先月、夫は躁状態で一ヵ月ほど入院しました。双極性障害になって以来はじめて、自分から入院すると言ってくれました。

先月初め、学生時代の友だち数人と会食をしようと約束し、それが引き金になって上がってきたと、自分でわかったらしいのです。

入院するとき家族はついていきましたが、書類は本人が書きました。会食の当日は外出許可をもらい、後は病院に戻りました。アルコールも飲まなかったようです。

これまで何度か入院しましたが、そのたびに大騒ぎになり、鎮静剤をうたれ、拘束されての保護入院。今回は大成功でした。いつもこんなふうにしてくれるといいのですが……。

治療は共同作業

双極性障害は家族を巻き込んでしまう病気。治療も、本人、家族、医療従事者の共同作業になります。

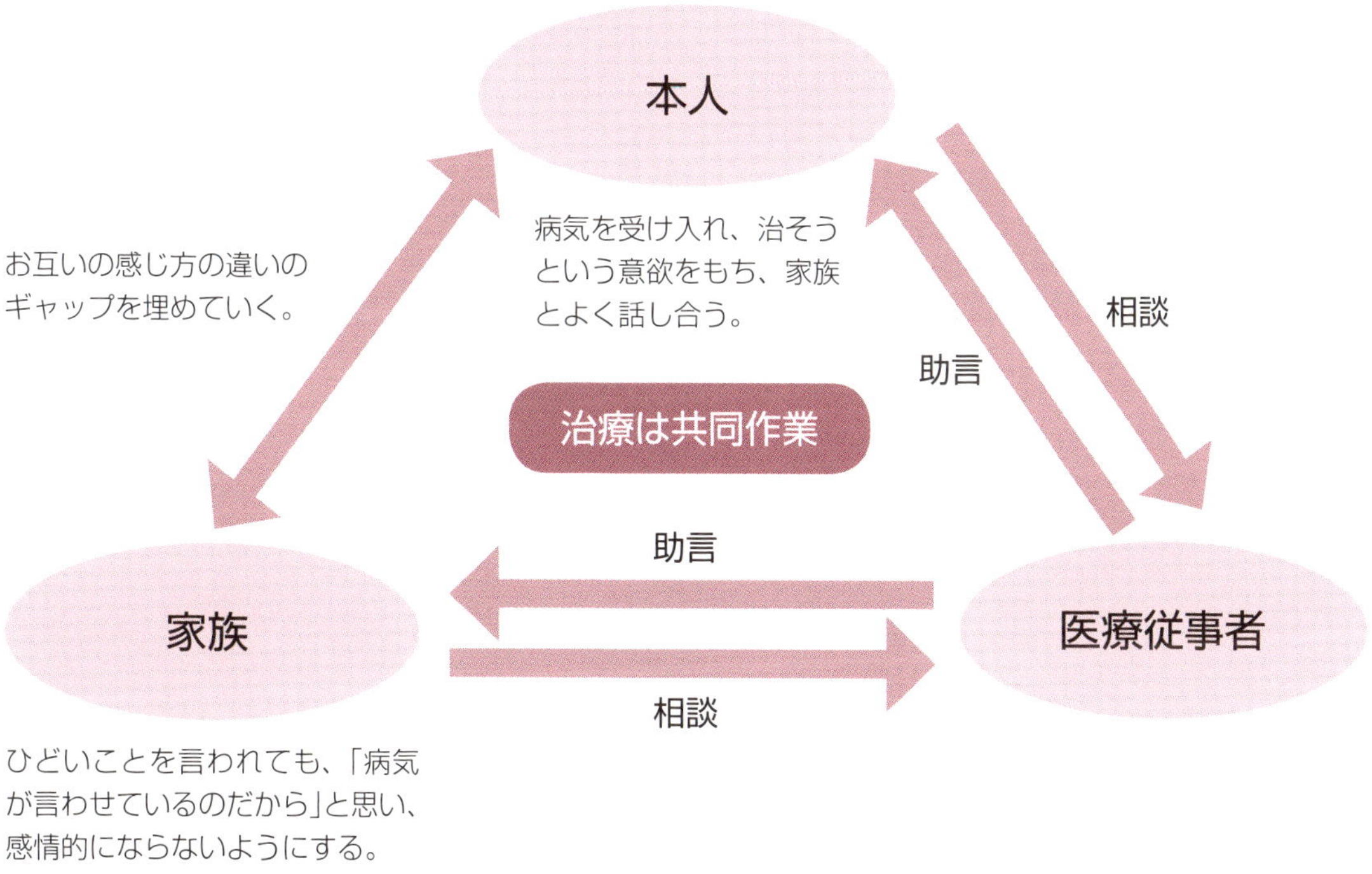
本人
病気を受け入れ、治そうという意欲をもち、家族とよく話し合う。
お互いの感じ方の違いのギャップを埋めていく。
相談
助言
治療は共同作業
助言
家族
医療従事者
相談
ひどいことを言われても、「病気が言わせているのだから」と思い、感情的にならないようにする。

体験談
病気は「嫁のせい」と言われた

夫は双極性障害であることを義母に言っていません。心配させたくないそうです。でも義母は夫の様子が変だと気づいています。

そこで言いだしたのが「嫁のせい」。昔はいい息子だったのにというわけです。結婚してから発病したのでそう思うのでしょう。

義母とはうまくつきあっていたのに、心が離れてしまいました。

家族のための相談窓口 みんなねっと

全国精神保健福祉会連合会。精神疾患の家族への電話相談をおこなっている（メールでの相談は受けていない）。病気について、経済的な悩み、生活上の問題、福祉の手続きなど。月刊誌『みんなねっと』を発行し、情報発信もしている。

電話　03-5941-6346

（水曜日の10～12時、13～15時）

（2022年8月現在）

解説

家族の対応のヒントと禁句集

躁のとき　対応のヒントは4つ

1 身体を心配し、休養をもちかける
問題行動を指摘しても本人は納得せず、怒り出す。「何日も寝ていないので体を休めたほうがいい」などと、身体の健康の心配を指摘する

2 子ども扱いしない
とんでもないことを言っていると思っても、頭ごなしに注意しないで、尊重しながら聞く。相手を立て、対等に話す

3 健常な部分を引き出す
本人の健常な状態を知っているのは家族。どう言えば考えてくれるか、ポイントもわかっている。説得は根気よく

4 しつこい場合は話をそらす
高額の買い物や突飛な行動をしたがり、止めても聞かないときは、否定も肯定もせず話を合わせ、頃合いをみて話題を変える

躁にもうつにも孤軍奮闘しない

躁状態の人を受診させたり、入院させたりするのは、医師にも難しいことです。家族だけで説得するのは、感情もからみ、なかなかうまくいかないでしょう。躁状態のときの対応のヒントを四つあげました（上記）。

家族が大変な思いをするのは、うつ状態でも同じです。本人自殺の心配もあります。本人を傷つけないように、神経が張り詰めているでしょう。

本人や家族だけでがんばろうと無理をせず、医療スタッフや公的機関に適切に助言を求めることが大切です。

■躁のときの入院

躁状態のときに入院してもらうには、ひと苦労。決定版はありませんが、いくつかヒントを挙げてみます。

●身体の状態に着目

眠れない、イライラするなどの自覚症状を引き出し、医師に相談しようと誘う。

●応援を頼む

きょうだいや親戚に来てもらう。

●説得する

上がってきているから、今のうちに病院に行こうと、ていねいに説得する。

それでもダメなら

●入院を宣言する

わかってくれないけれど、絶対に入院しないといけません！　と宣言して入院の手続きをする。

してはいけないこと

業者に頼んで無理に車に押し込んで病院に連れていく。他の科を受診するとだまして行く。

- ●失った信頼関係は元に戻らない。
- ●暴力などの機会をとらえて警察を呼ぶほうがよい。

うつ状態のとき　伝えたいこと

これは病気です（気のもちようなどではない）

そんなに自分を責めないで

治るまで重大な決定をしないで

治るまで一進一退があるのだから、つらいのは今だけ

今日は寝ていていいよ

…………（黙ってそばにいてくれた）

うつ状態のとき　言ってはいけないこと

気のもちようだ

薬にばかり頼っているな

がんばってなんとかしなさい

そんなに薬ばかり飲んでいてだいじょうぶなの？

友人や職場の人は、なにができるか

友人や恋人が双極性障害になってしまったら、なんとかしてあげたいと思っても、有効なアドバイスも、接し方もわかりません。それは職場の人も同じです。さらに仕事の配分も考えなくてはなりません。

家族中心にならざるを得ない

友人や恋人は、なんとかしてあげたい、と思いますが、本人は、友人や恋人に気をつかう心の余裕も失っています。ここは、やはり家族に任せるほうがいいでしょう。本人を避けているわけではないと、メールなどで伝えるだけでも心の支えになるかもしれません。

友人や恋人は

アドバイスやお世話より、本人の心の支えになるほうがいいようです。

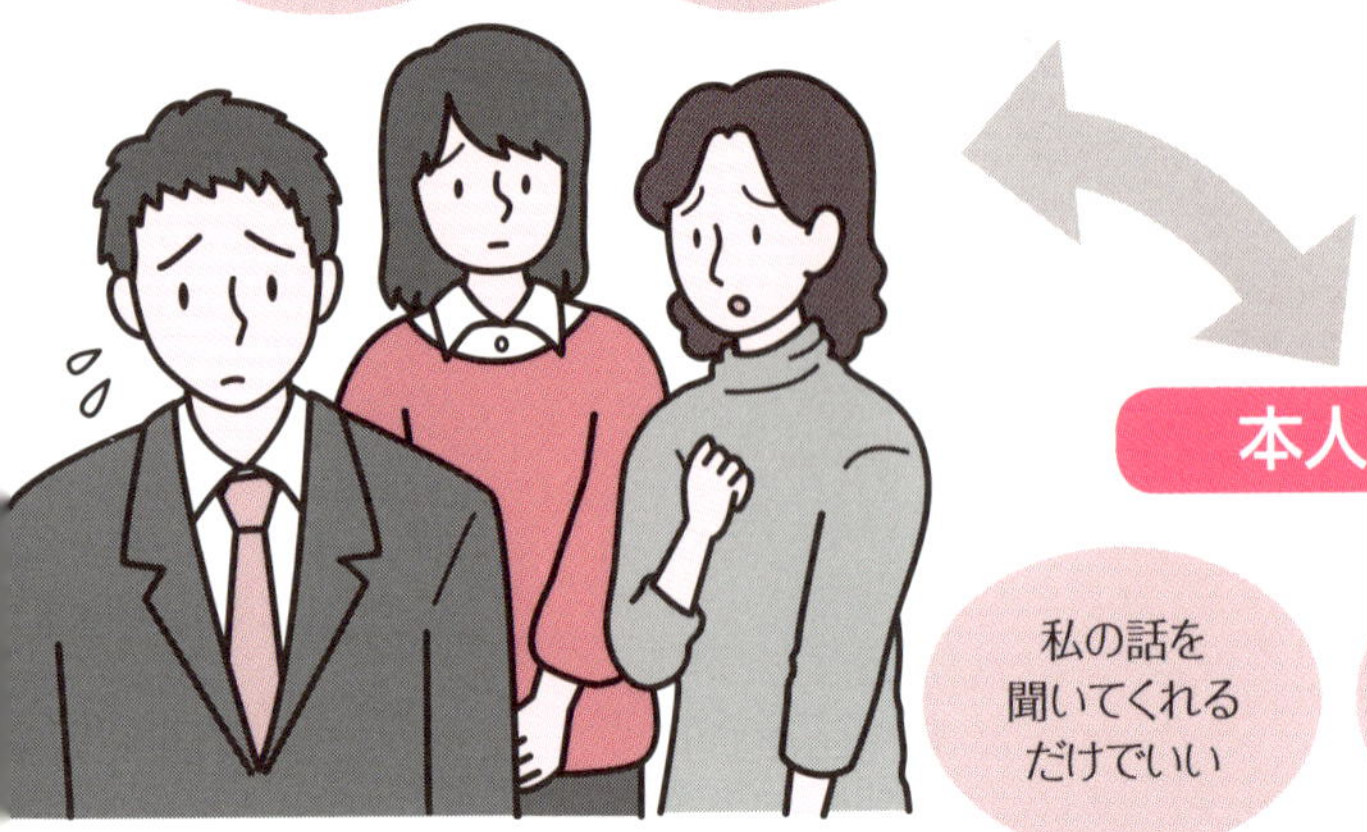

傷つけない言い方はないか
心配でほうっておけない

気持ちはあっても、どうしていいかわからない

本人は

私の話を聞いてくれるだけでいい
病気のことではなく、普通の会話がいい
病気になっても友だちでいてくれた
今はひとりにしてほしい

自殺の兆候に注意

家族より一緒にいる時間が長い場合も。自殺の危険を感じたら、すぐに家族へ連絡する。

メールだけでも

「治るまで待っている」などと伝えるのはよい。直接伝えるのは負担になりかねないので、手紙やメールがおすすめ。

職場では

職場の規定があれば、粛々とそれに従います。そのうえで、細かい心くばりをしましょう。

よく聞く

本人から言うのではなく、周囲の人が気づく場合もある。叱責するのではなく、「遅刻が多いようだが……」などと事実を伝え、プライバシーに配慮しながら聞く。

受診をすすめる

医療機関の受診をすすめる。産業医の受診に抵抗があるなら近所のクリニックでよい。

仕事の内容を考える

身体の病気と同じ考え方で、職務の軽減など、仕事内容を見直す。職場の規定に沿って、休職期間や勤務時間を確かめ、本人とも相談する。

＋

病気について知る

精神疾患の知識はほとんどない人が多い。病気について知り、本人の理解の一助としたい。

勇気を奮って話している

自分に精神疾患があるとカミングアウトするのは、相当の覚悟のうえ（P66参照）。その勇気は認めてほしい。

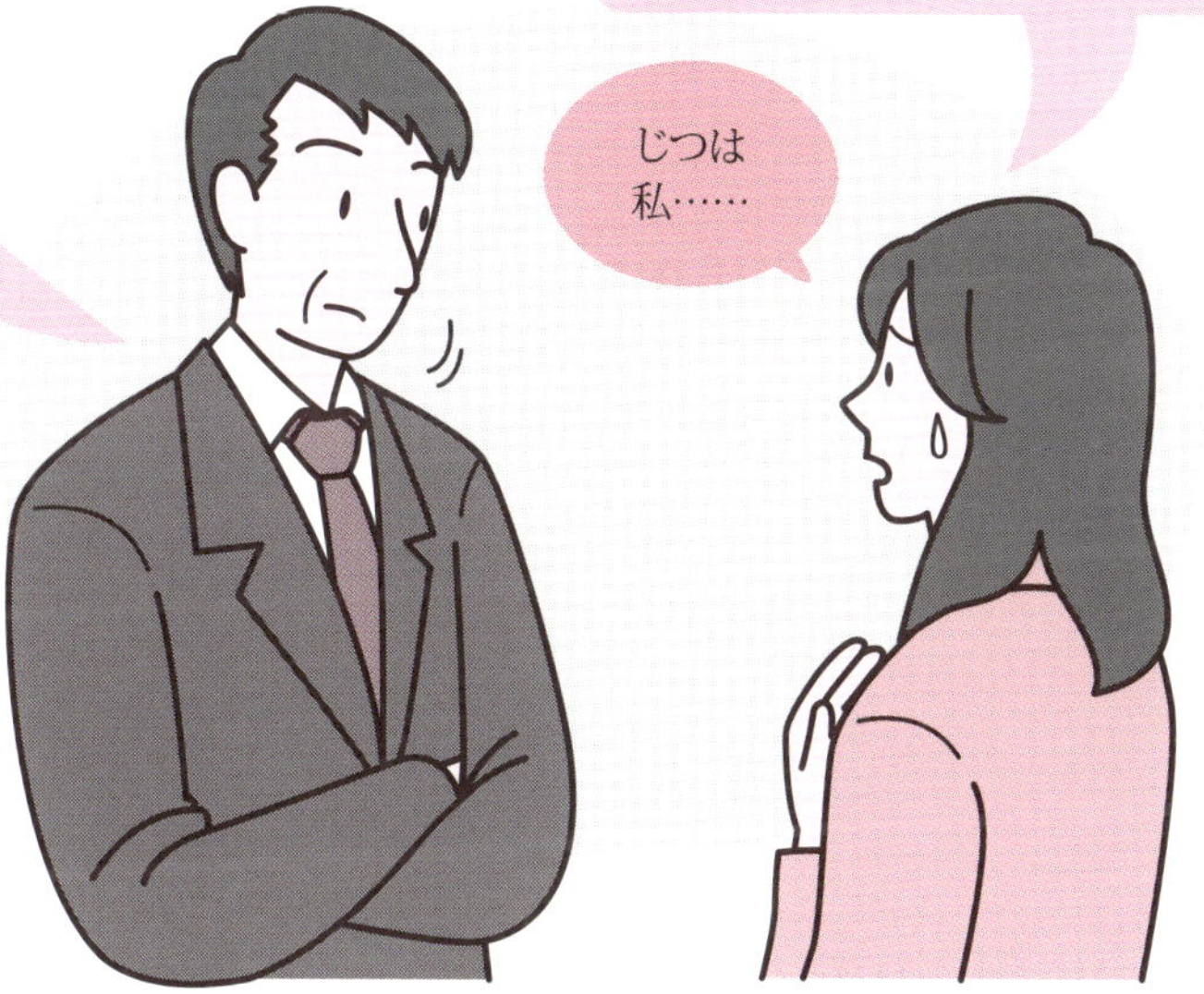

職場には、従業員の安全配慮義務がある。部下に受診を指示することは可能だが、まず話しかけてみる

注意1 プライバシーの保護を

本人の個人的な事情を職場内に広めるのは厳禁。ただ、なにも言わないと職場内から「なぜ○○さんだけ優遇？」と見られることも。本人と相談のうえ「体調を崩して」などと簡単に説明。

注意2 主治医に直接コンタクトしない

医師には患者さんのプライバシーを守る「守秘義務」がある。職場の人が病状などを尋ねても、本人に関してはなにも答えられない。本人の了承を得て受診時に同行するのがベスト。

患者の会に参加して勇気をもらった

もう病気に向き合っていくことができないと思うこともあります。家族もどう対応したらいいのか途方に暮れます。そんなとき、自分たちだけではないと知ることは、大きな支えになります。

情報を得る場、出会いの場

患者や家族の会では、病気に関する情報を得ることができます。双極性障害は周囲からはわかりにくく、患者さんや家族は、なかなかわかってもらえないという共通の悩みを抱えています。同じ悩みを抱える人たちと知り合うことは、病気と向き合っていくときの、なによりの勇気になるでしょう。

プラスになったこと

他の人の体験を聞くことは、参考にも、勇気にもなります。患者さん本人も、家族も、プラスになることがあったと言います。

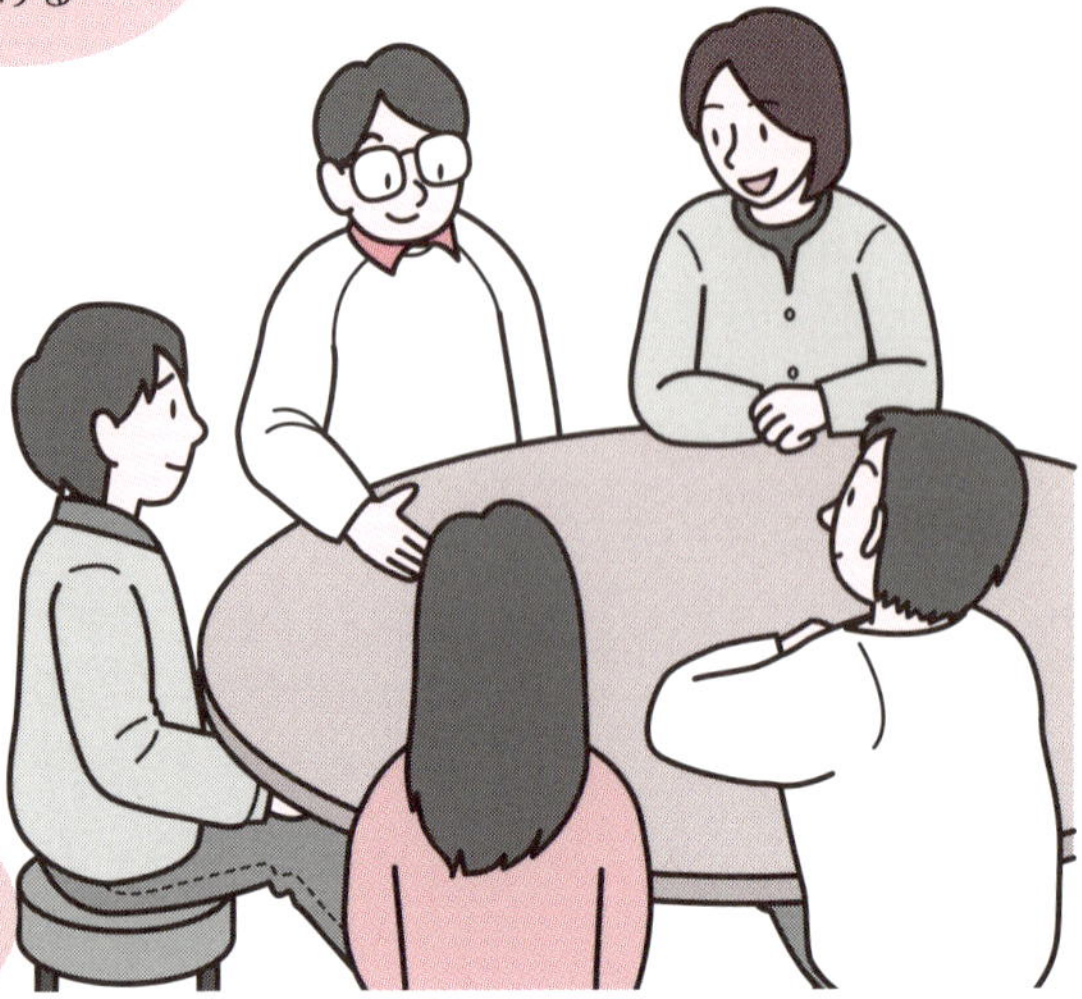

参加者でテーマを決めてミーティング。ひとりずつ自分の話をする時間もある

家族は

- うちだけじゃないんだ
- 本人には聞けないことも他の人になら聞ける
- 苦労したことを話すだけでも気が楽になる

本人は

- 同病者だから本音で話せる
- 孤独感が軽くなった
- ほかの人の工夫が役立つ
- 福祉の情報が得られた

NPO法人 ノーチラス会

家族なども含む当事者の会。定例会、講演会、月報発行などの活動をしている。
https://bipolar-disorder.or.jp/

（2022年8月現在）

■監修者プロフィール

加藤忠史（かとう・ただふみ）

1963年、東京生まれ。東京大学医学部卒。滋賀医科大学精神医学講座助手、東京大学医学部附属病院講師、理化学研究所脳神経科学研究センター精神疾患動態研究チーム チームリーダーを経て、順天堂大学医学部精神医学講座主任教授。主に双極性障害を専門とし、ミトコンドリア遺伝子と双極性障害との関連など、国内外に研究成果を発信している。双極性障害の患者さんでつくるNPO法人ノーチラス会の顧問。主な著書に『双極性障害［第２版］―双極性Ⅰ型・Ⅱ型への対処と治療』（ちくま新書）、『躁うつ病とつきあう』『「名医」はどこにいる？　よい精神科主治医にめぐりあうために』（いずれも日本評論社）などがある。

●編集協力／原稿作成
オフィス201

●カバーデザイン
小林はるひ
（スプリング・スプリング）

●カバーイラスト
アフロ

●本文デザイン
工藤亜矢子・伊藤悠
（okappa design）

●本文イラスト
後藤　繭

こころライブラリー イラスト版

双極性障害《そうきょくせいしょうがい》（躁《そう》うつ病《びょう》）の人《ひと》の気持《きも》ちを考《かんが》える本《ほん》

2013年 9月25日　第1刷発行
2022年 8月29日　第8刷発行

監　修　加藤忠史（かとう・ただふみ）

発行者　鈴木章一

発行所　株式会社講談社
東京都文京区音羽 2-12-21
郵便番号　112-8001
電話番号　編集　03-5395-3560
販売　03-5395-4415
業務　03-5395-3615

印刷所　凸版印刷株式会社

製本所　株式会社若林製本工場

N.D.C.493　98p　21cm

ISBN978-4-06-278970-7

■参考文献

加藤忠史『躁うつ病とつきあう』（日本評論社）

加藤忠史『双極性障害――躁うつ病への対処と治療』（ちくま新書）

加藤忠史／不安・抑うつ臨床研究会編『躁うつ病はここまでわかった』（日本評論社）

上島国利ほか編『気分障害』（医学書院）

メアリー・E・コップランド著、松浦秀明訳『うつ・躁回復ワークブック』（保健同人社）

秋山剛監修『うつ病の人の職場復帰を成功させる本』（講談社）

年輪の会・ノーチラス会「2010年度会報誌 Vol.07」

KODANSHA

NPO法人ノーチラス会（当事者の会）および当事者や家族の方々に、取材へのご協力をいただきました。ここにお礼を申し上げます。

講談社　健康ライブラリー　イラスト版

新版　入門　うつ病のことがよくわかる本

六番町メンタルクリニック所長
野村総一郎　監修

典型的なうつ病から、薬の効かないうつ病まで、最新の診断法・治療法・生活の注意点を解説。

ISBN978-4-06-259824-8

新版　双極性障害のことがよくわかる本

六番町メンタルクリニック所長
野村総一郎　監修

絶好調かと思えばどん底。その苦しさは双極性障害かも。財産、家族、命までも失いかねない病気。早期発見を！

ISBN978-4-06-259813-2

なかなか治らない　難治性のうつ病を治す本

杏林大学名誉教授、はるの・こころみクリニック院長
田島　治　監修

不要な薬を整理して、心の回復力をつける　長引くうつ病から抜ける方法を徹底解説！

ISBN978-4-06-516188-3

解離性障害のことがよくわかる本　影の気配におびえる病

精神科医　東京女子大学教授
柴山雅俊　監修

現実感がない、幻を見る……統合失調症やうつ病とどう違う？　どう治療する？　不思議な病態を徹底図解し、回復に導く決定版！

ISBN978-4-06-259764-7

自傷・自殺のことがわかる本　自分を傷つけない生き方のレッスン

国立精神・神経医療研究センター精神保健研究所
松本俊彦　監修

「死にたい…」「消えたい…」の本当の意味は？　回復への道につながるスキルと適切な支援法！

ISBN978-4-06-259821-7

新版　アルコール依存症から抜け出す本

独立行政法人国立病院機構　久里浜医療センター院長
樋口　進　監修

酒ぐせが悪い？　どこまで飲むと依存症？　連続飲酒、離脱症状、認めない……症状から治療法まで徹底解説。

ISBN978-4-06-512190-0

講談社　こころライブラリー　イラスト版

境界性パーソナリティ障害の人の気持ちがわかる本

ホヅミひもろぎクリニック院長
牛島定信　監修

本人の苦しみと感情の動きを図解。周囲が感じる「なぜ」に答え、回復への道のりを明らかにする。

ISBN978-4-06-278967-7

統合失調症の人の気持ちがわかる本

伊藤順一郎、NPO法人コンボ　監修

ほかの人はどうしている？　自分の気持ちをわかってほしい。回復を後押しする家族、本人の本音を図解！

ISBN978-4-06-278961-5